医療40兆円の無駄

加藤　正則

日本橋出版

はじめに

日本の医療費をご存じであろうか。

2014年に国民医療費は40兆円を超えた。税収が60兆円の日本国においてである。その後も医療費は増大し続けている。国家予算の中で最大の支出である。税収の3分の2が医療費に消えていることになる。生命が最も大切で健康の維持のためには高額な支出もやむを得ないとする考え方もあるだろう。ただものには限度がある。莫大な医療費が日本経済を圧迫しているのだ。また一方で日本の少子化が止まらない。2019年の年間出生数はついに90万人を割った。はじめて出生数が100万人を下回ったのは2016年だ。わずか3年で10万人の出生数が減ったことになる。単純計算するとあと30年で日本は一人も子供の生まれない国になる。そんな国は消滅するだろう。生活に余裕がなく結婚できない、子供も産めない貧困層の若者が増えている。ヒトの健康を保てても日本社会の健全さは保てているのであろうか。ふとそんな疑問が浮かぶ。

日本の国民皆保険制度は世界に誇るべき制度だと思う。日本の医療は世界一であるとも思う。しかし本当に医療費は適正に使われているのであろうか。長年、医師として医療に携わってきた経験から現代医療の様々な無駄を感じざるを得ない。これまで医療の世界ではコストについて議論すること自体がタブーであった。私は医療関係者として「医療費40兆円の無駄」を指摘し「この国の健康」に役立ちたい。

いま医療を変えなければ近い将来に必ず日本は破滅する。

全世代型社会保障を実現する方法。その答えをここに書いた。

拙著が医療費や医療、命について考えるきっかけとなれば幸いである。

令和二年

加藤正則

目次

はじめに

第一章　今なぜ医療費なのか……………………8

腎不全と人工透析治療……………………9
人工透析治療の問題点……………………12
腎臓移植……………………16
医療費について議論すべき4つの理由……………………19
「医師不足」と医療……………………26
一般の経済活動と異なる医療の特殊性……………………28
医師不足と「実働」医師不足……………………30
日本の医療制度、国民皆保険制度……………………32
診療報酬の支払い制度（定額払い、出来高払い、とDPC）……………………35
医療用語：違いが分かれば医療が分かる……………………38
日本医療の問題点：国民、国、医療側、それぞれの立場から……………………44
社会保障制度改革国民会議……………………58

第二章　これまでの医療費削減案……60

これまでの医療費削減案

カテゴリー分類……61

カテゴリー1……63

カテゴリー2……65

カテゴリー3……66

カテゴリー4……69

カテゴリー5……74

カテゴリー6……77

自己負担を増やす案について：「応能負担」と「応益負担」……78

なぜこれまでの医療費削減案は有効ではなかったのか……83

医療費が増大する理由：市場原理のない医療……85

医療費適正化に必要なもの：コンセンサス、理念と法律……96

事例研究……97

第三章　医療費の無駄……98

事例1
老人医療の問題点：その莫大な医療費……101
専門用語の解説……104
延命治療とは……107
延命治療の問題点……107
キュアとケアの区別……112
解決法：「老衰」の定義……113
事例2
精神科医療の問題点……117
解決法：隔離施設と新たな専門職……121

事例3

日本の医療提供体制の問題点……126
開業医は儲けすぎなのか……127
解決法：すべての「保険医」を「一般医」「専門医」「救急医」に分類
「出来高払い」と「定額払い」……128

3つの事例で分かる無駄の本質……133
老人医療費の無駄はいくら……134
精神科医療費の無駄はいくら……135
二重検査、二重投薬の無駄はいくら……136
公的医療はどうあるべきか……137
3つの提案と理念……141

第四章　全世代型社会保障と医療大国・日本……144
ホメオスターシス
医療費増大と国家予算……145
少子高齢化と人口減少：「医療費亡国論」は現実化……147
これまでの医療費削減案：理念と事例研究の不足……149
老人医療の問題点と、その解決……151
精神科医療の問題点と、その解決……166
医療提供体制の問題点と、その解決……170
医療の無駄、その本質……177
医療費の無駄は10兆円、その10兆円で新たにできること……179
すべてのベビーに100万円……180
全世代型社会保障と医療大国日本
輝き続ける日本……183
おわりに……194

第一章

今なぜ医療費なのか

なぜ医療費が増え続けているのか。
なぜ医師不足なのか。
なぜ救急医療は崩壊しつつあるのか。
なぜ人工透析治療は問題とされたのか。
医療費亡国論とは。
説明できますか。

腎不全と人工透析治療

あるニュースキャスターがＳＮＳでこんな発言をした。

「自業自得の人工透析患者を全員、実費負担にしろ。無理だと泣くならそのまま殺せ」

「今のシステムは日本を亡ぼすだけだ」と。

世間からは非難が集中した。

「診療を省いて医療費を削減しようとしている」

「医療費を浮かせる目的の殺人」

「『最善の医療の追求』と対極の発想」と。

世間は、このキャスターに否定的なコメントしか出さなかった。当然かもしれない。

しかし、私には違和感があった。

はたして人々は腎不全や人工透析治療について理解しているのであろうか。

人工透析治療には一体どれくらいの費用が必要か知っているのであろうか。

そして、腎不全には、人工透析治療以外の治療法があることを知っているのであろうか、と。

実は、このエピソードには多くのキーワードが盛り込まれている。

高度医療。高額な医療費。医療制度。医療費亡国論。

現代日本の医療費増大と社会保障費増大、そして少子高齢化と人口減少が近い将来、日本に破滅をもたらす。「医療費亡国論」は、まさに現実化しているのだ。

「自業自得の人工透析患者を全員、実費負担にしろ。無理だと泣くならそのまま殺せ」

この発言の問題点を整理してみたい。

まず「殺せ」はどう考えても悪い、倫理上、許されない発言だ。

また「自業自得の人工透析患者」について。

生活歴と病気の発症について、医学的に因果関係を証明することは極めて困難である。したがってキャスターの指摘した対象者は理論的に特定できない。

以上より、この発言は倫理上、理論上、許されない、間違った発言だ。

しかし一方で、人工透析治療に必要な費用については全く議論されていない。また、その金額が適正かどうかも議論されていない。人工透析治療とは別の治療法、腎不全に対する代替治療についても全く議論されていない。「今のシステムは日本を亡ぼすだけだ」という発言の内容についても全く議論されていない。ほぼ同じ額の治療費、ただし人工透析治療の10年分換算、が必要な海外渡航による心臓移植の患者の治療費が公費負担にならないことも全く議論されていない。経済的な理由で自殺する、年に7000人を超えることもある、人々への公的援助がないことも全く議論されていない。数百万円の援助があれば救えた命もあったはずだ。

同じ命なのに。

公費で救われる命と救われない命。

公費は平等に使うべきではないか。

今、もう一度、日本の医療費について考えてみたい。

腎不全と人工透析治療

腎臓という内臓がある。

腎臓は腹部の背中側、後腹膜にある内臓でふたつあり左右ひとつずつで対になっている。

左右ひとつずつあるということだ。

腎臓は腹部の動脈と静脈がつながっている。また腎臓からは尿管が出て腹部の背中側を下り下腹部の膀胱につながっている。腎臓で作られた尿は尿管を通り膀胱から尿道へ出て体外に排出される。尿は腎臓が血液を濾過し体内に蓄積した老廃物を排出してできたものである。これが腎臓の機能だ。

腎不全はこの腎臓の機能が働かなくなった状態だ。腎臓が機能しなければ体の中に老廃物が蓄積し、やがて死に至る。

この状態、病態を治療する方法の一つが人工透析治療だ。

人工透析治療は、血液を一旦、体外に誘導し透析装置で血液を濾過し再び体内に戻す治療である。血液透析ともいう。

人工透析治療では患者は血管に針を刺し血液を一旦、体外に誘導する。これを人工透析器、ダイアライザーという透析するための器械の中へ通す。その間に血液は濾過され老廃物が取り除かれる。そして綺麗になった血液を患者の血管内に戻す。

人工透析治療は1日1回行い、1回あたり3・4時間かけて行う。通常は週3回の人工透析治療が必要だ。

人工透析治療は腎不全によって患者が死に至ることを防ぐことができる治療法だ。

さまざまな病気が原因で、一時的に腎不全になった状態を急性腎不全という。腎不全の状態が一定期間以上、例えば半年間以上にわたり持続し腎臓の機能が戻らなくなった状態を慢性腎不全という。人工透析治療を受けている患者の大多数はこの慢性腎不全だ。

人工透析治療の問題点

先に述べたように人工透析治療は腎不全によって患者が死に至ることを防ぐことができる治療法だ。

素晴らしい治療法だ。日々、患者の命を救っている。

しかし問題点もある。治療費が高額であることだ。

現在、日本で人工透析治療を受けている患者数は約30万人だ。

人工透析治療を受けている慢性腎不全の患者の治療費は年間およそ500万円といわれている。そのほとんどすべてが公費負担だ。

1人あたり年間500万円だ。30万人では1兆5000億円ということになる。

繰り返すが年間1兆5000億円だ。毎年この費用が必要ということになる。

特定の人々に、これだけの巨額の公的資金が必要になるのである。

そしてもうひとつの問題点は、人工透析治療が慢性腎不全に対する根治治療ではなく対症療法であることだ。

根治治療とは根本治療ともいい、病気自体を治すことを意味する。

対症療法とは病気自体を治すのではなく病気によって生じた、さまざまな症状を一時的に治す、言わば「その場しのぎ」の治療法である。

つまり人工透析治療は慢性腎不全に対する対症療法、つまり、その場しのぎの治療法であるため命がある限り一生、続けなければならない。患者自身に大変な負担がある治療法であり、また莫大な公的資金を必要とする治療法なのだ。

人工透析治療の問題点
その莫大な費用について

人工透析治療が、いかに特殊な治療であるかを述べた。

ひとつはその莫大な費用だ。

慢性腎不全の患者1人あたりに要する治療費は年間およそ500万円だ。日本には約30万人の人工透析治療を受ける患者がいる。したがって500万円×30万人で、年間約1兆5000億円の公的資金が必要なのだ。しかもこれは毎年、必要とされ減額することがない。大問題である。

こういう議論になると必ず出される意見がある。

「命とお金と一体どっちが大切なのですか」という意見だ。

私なりの答えを言おう。

「命もお金も両方とも大事だ」

そして「お金がないと命も救えない」というのが私の答えだ。

例えば、極論として日本人全員が慢性腎不全となり人工透析治療が必要となった場合に国は今まで通り公的資金を出せるだろうか。

計算は簡単だ。

500万円×1億人。年間500兆円が必要となる。

とても日本国は出せそうにない。

したがって命は失われる。

そんなのは極論であってありえない、たとえあったとしても他の病気でも同じじゃないか、という意見もあるかもしれない。

他の病気でも同じかもしれない。

ただ決定的に違うことがある。

他の病気では年間５００万円も必要となることはほとんどない。

そして他の病気では治療によって病気が完全に治ること、つまり根治することが多いため毎年、公的資金が必要になることはないのだ。

こうして考えると慢性腎不全に対する人工透析治療というものが、いかに問題の多い、特に経済的に問題の多い治療法であるか理解されるだろう。

公的資金は平等に使われるべきだ。

日本国民全員が同じ状況になったときに、その対応を今と同じようにできるかどうか、そう考えると判断できる。

したがって先に挙げた２つの例。

個人的な経済的理由で自殺する方々。

海外で心臓移植手術を受ける患者。

残念ながら平等の観点からは公的資金を使うことは妥当ではないだろう。

人工透析治療の問題点
対症療法と根治治療について

慢性腎不全に対する人工透析治療の問題点のひとつが対症療法であることをすでに述べた。

病気の「治療」は大きく分けてふたつある。

ひとつは病気を完全に治す、根治治療だ。根本治療ともいう。

もうひとつは病気による、さまざまな症状を軽くするための、その場しのぎの治療、対症療法だ。姑息的治療ともいう。

例を挙げてみよう。

肺炎になり細菌に対する抗生物質を投与し肺炎を治すのは根治治療だ。

一方で、風邪になり風邪薬を飲むのは対症療法だ。

風邪はウィルスが原因で発症する病気である。風邪薬はウィルスを死滅させる、あるいは増殖を抑える薬ではない。ウィルスが感染することにより起こるさまざまな症状、例えば熱や喉の痛み、鼻づまりなどを抑える薬だ。では風邪はどのようにして治るのか。根治するのか。

それは免疫力による自然治癒なのだ。

もうひとつ例を挙げよう。

日本人の死因の第1位。

がん。

例えば胃がん、を完全に治す、根治するためには切除が必要条件だ。

内視鏡的切除でもよいし、外科的切除でもよい。少なくとも現代医学では切除以外の方法で胃がん、を完全に治すこと、つまり根治は不可能だ。

切除できない、切除不能の胃がん、に対する抗がん剤治療。

あるいは手術を希望されない胃がん患者に対する抗がん剤治療。

これらはすべて対症療法である。

胃がん、が短期間に大きくなり致死的になることを一時的に抑えている治療だ。根治治療ではない。

同様に慢性腎不全に対する人工透析治療も対症療法であり根治治療ではない。

腎不全によるさまざまな症状を一時的に緩和させるだけ、軽快させるだけであって決して腎不全を治す治療ではない。

したがって一生涯にわたる人工透析治療が必要になる。

それでは腎不全に対する根治治療はないのか。

実はある。

それは腎臓移植である。

腎臓移植

臓器移植という治療法がある。

人の内臓を摘出して、その内臓を他の人に移植する治療である。

主な臓器移植は、心臓移植、肺移植、肝臓移植、腎臓移植である。

臓器を提供する側をドナー、臓器を提供される側をレシピエントという。

亡くなった、心臓が停止した後の、臓器移植を死体臓器移植という。

脳死の方、心臓は動いているが脳死の状態、の臓器の移植を脳死臓器移植という。

健康な方がドナーとなり臓器を摘出して移植する場合を生体臓器移植という。

臓器移植は、もう一般的な治療法になっている。そのひとつが腎臓移植だ。

腎臓移植は腎不全を完全に治すこと、つまり根治できる治療法である。そして腎臓は先に述べた、いずれのドナーからも提供しうる。死体腎移植、脳死腎移植、生体腎移植のいずれも可能なのだ。そして、その費用は人工透析治療より安い。なぜ腎臓移植ではなく人工透析治療が行われているのか理解できないだろう。

治療方法を選ぶ場合、その費用が安く、そして病気を完全に治すことができる治療、つまり根治治療を選ぶのは当然だろう。しかし腎不全の治療では現状は異なる。

治療費が安く、根治治療である腎臓移植はほとんど行われていない。一方で治療費が高額で対症療法である人工透析治療は多く行われている。

日本において人工透析治療を受けている患者は約30万人。

腎臓移植は何例であろうか。

驚くことにわずかに千数百例である。（２０１３年調べ）

１％にも満たない。さらにその大部分が親族からの生体腎移植であり死体腎移植、脳死腎移植は２００例にも満たない。

なぜだろう。

圧倒的なドナー不足が原因である。腎臓移植体制の不備と言っていい。

このような議論が必要なのである。

腎臓移植を増やすにはどうすればよいのか。

腎臓移植は慢性腎不全を完全に治すことのできる治療、つまり根治治療であることは述べた。また腎臓移植は人工透析治療より安い治療であることも説明した。したがって腎臓移植治療を普及させ増やすことが合理的であり正しい選択である。

しかし日本では生体腎臓移植以外の腎臓移植は年間に200例程度しか行われていない。

人工透析治療が必要な患者、約30万人とは程遠い数字だ。

なぜだろうか。

理由は簡単である。圧倒的なドナー不足が原因だ。

腎臓は、その性質から移植に適している臓器だ。心臓移植はドナーが心臓停止してから摘出しても移植できない。つまり死体臓器移植はできない。脳死臓器移植、つまりドナーは脳死であるが心臓は動いている状態でなければ移植できない。しかし腎臓はドナーの心臓停止後でも移植できる。これが死体腎臓移植だ。また人間には腎臓がふたつあるため、健康なドナーの腎臓をひとつ移植する生体腎臓移植も可能である。つまり腎臓は生体腎臓移植、脳死腎臓移植、死体腎臓移植のいずれも可能な臓器なのである。

それなのにドナーが不足している。

なぜだろう。

移植治療にはさまざまな条件がある。またドナーになれるための条件もある。癌や感染症などに罹患しているとドナーにはなれない。

しかし現在、日本は多死社会を迎えている。年間に120万人以上の方々が亡くなられているのだ。そのうち脳卒中で亡くなる方だけでも年間に10万人を超えている。脳卒中は脳梗塞や脳出血、クモ膜下出血のことである。脳の損傷により亡くなるため比較的に内臓の損傷や機能低下が少ない。これらの患者が全員、ドナー登録していればドナー不足は解消されるはずだ。つまりドナー登録が少ないことがドナー不足の原因なのだ。

なぜか。

それは認識不足と責任感の欠如である。断言できる。

これを解決するには、どうすればよいのか。
具体案がある。

【人工透析治療の公費負担は治療開始後2年間までに制限する。2年間を超える場合は自己負担とする。慢性腎不全の治療法の第一選択を腎臓移植とする。
全国民に腎臓移植のドナー登録を義務付ける。拒否権も認めるが、その場合、その者は公的医療による人工透析治療、腎臓移植を受ける権利を失う】

これを実現すれば腎不全の治療は一変するだろう。

医療費について議論すべき4つの理由

今なぜ医療費なのか。
日本の医療費について議論すべき4つの理由がある。
それは、
ひとつ、国民医療費増大、社会保障費増大と「医療費亡国論」
ひとつ、少子高齢化と人口減少
ひとつ、国民皆保険制度の事実上の崩壊
ひとつ、医療提供体制の老朽化と矛盾である。

医療費・社会保障費の増大と国家予算、「医療費亡国論」

医療費について議論すべき4つの理由。

ひとつは言うまでもなく国民医療費の増大と社会保障費の増大だ。国民医療費とは1年間に費やされる医療費の合計である。現在、日本の国民医療費は40兆円を超えた。凄まじい勢いで医療費は増大している。１９９０年代には16兆円であった医療費は、わずか20年あまりで倍以上の額になっている。同時期のＧＤＰ国内総生産がほとんど増えていないにもかかわらず40兆円もの資金が医療費として使われているのだ。２０１７年度の国家予算が97・5兆円であるから40兆円という数字がいかに巨額か分かるだろう。

国民医療費と年金と介護福祉費等をあわせて社会保障費と呼ぶ。財務省の統計によると２０１７年度の一般会計、特別会計を合わせた純計２３８兆円のうち社会保障費は83兆円（34・9％）を占めた。これは国債費90・1兆円に次いで多い額である。そもそも国債も社会保障の充実のために発行されたものが大部分であろう。いかに社会保障費が国家予算を圧迫しているか分かるだろう。

他の支出はどれくらいなのだろうか。

歳出の総額でみてみると、

公共事業費は6兆円足らず（全体の6・1％）

文教および科学振興費5兆円あまり（5・5％）

防衛関係費5兆円あまり（5・3％）となっている。

医療費増大は他の国家事業を圧迫していると言えるだろう。

このまま医療費が増大すれば公共事業もさらに縮小するだろう。道路や橋を作ることもできない。河川の氾濫を防ぐ堤防を造ることもできないのだ。

資源のない日本にとって人材は宝だ。しかし科学技術や研究分野への予算は減っている。子供たちの教育にも支障を来すだろう。これからの日本は優秀な人材を育てることができるのであろうか。

国民総生産や国民所得を上回るペースで増大する医療費をどのようにして負担していくかが問題である。国民も国会も省庁も政府も有効な解決策を見いだせず模索している状況なのだ。

「医療費亡国論」という考え方がある。医療費増大は国を亡ぼすというものだ。

「医療費亡国論」は現実化しつつある。

このまま医療費が増大し続ければ日本は必ず経済的破滅へ向かうだろう。

少子高齢化と人口減少

医療費について議論すべき理由。

ふたつめ、は少子高齢化と人口減少だ。

現在、日本はこれまで人類が経験したことのない超高齢化社会を迎えている。少子化とあわせ少子高齢化社会という。

少子化とは出生数が低下すること。生まれてくる子供が少なくなること。子供の数が減ることだ。出生率、合計特殊出生率とは一人の女性が一生の間に産む子の数である。合計特殊出生率が2．1のとき人口は変動しない。これを人口置換水準という。日本政府は「合計特殊出生率が人口置換水準をはるかに下回り、かつ、子供の数が高齢者人口よりも少なくなった社会」を「少子社会」と定義している。

内閣府ホームページのデータによると戦後のベビーブーム期の出生数は270万人あまりであった。それが徐々に減り、1975年には200万人を割り込む。1984年には150万人を割り込んだ。そして2013年には出生数は102万人あまりとなった。2013年の出生率は1・43だ。1組の夫婦2人に対して1・43人しか生まれないということだ。つまりこのままの出生率が続けば子供は確実に減り続ける。

少子化は女性の社会進出等、現代社会の成熟の結果と言われている。しかしこの急激な少子化は成熟した社会と表現するにはあまりにも異常だ。「子供を持つこと自体がリスク」とまで言われる社会になった。なぜか。少子化の本当の原因は日本社会が子育てを放棄し子供を持つ親だけに義務を押し付けてきたからだ。

これが少子化であり少子化の本質なのだ。

一方で老人は増え続けている。65歳以上の人口が30％を超える都道府県が13か所。全国でも老年人口割合が26・6％となっている。（平成27年データ）

このように高齢化社会は確実に進行している。そこで問題となるのが「2025年問題」だ。

「2025年問題」とは何か。

約800万人ともいわれる団塊の世代（1947年から1949年生まれ）が前期高齢者（65歳から74歳）に到達したのが2015年。そして後期高齢者（75歳以上）となるのが2025年だ。

この2025年。

国民の3人に1人が65歳以上。5人に1人が75歳以上。人類が経験したことのない超高齢化社会を迎える。2025年問題で想定されている問題とは何か。

認知症という病気がある。病気とも言えるが老化とも言えるだろう。

認知症の最大の危険因子は加齢だからだ。

認知症とは、生後に一旦、正常に発達した種々の精神神経機能が慢性的に劣化、消失することであり、重症になると日常生活や社会生活を営めないようになる病態である。65歳から69歳までの有病率は1・5％と言われている。以降、5歳毎に倍増し85歳では27％と言われる。2025年には認知症患者は700万人超えとも1000万人超えとも言われる。そうすると、まず医療がパンクする。人材と資金が足りなくなるためだ。そして労働力不足による経済衰退。さらに認知症患者の急増。徘徊する認知症患者が街にあふれる。加えて治安の悪化。最後は社会保障制度の崩壊だ。年金も介護もなくなる。以上が2025年問題で想定されている問題だ。

一言でいえば日本社会の崩壊といっていいだろう。

人口ピラミッドと少子化

この少子高齢化をグラフに表すとどうなるか。

人口ピラミッドというものがある。人口ピラミッドというグラフは、0歳を底辺に置き、左右に男女を並べ、年齢順に人口の値を棒グラフとして横軸に置いて重ねたものだ。自然界では0歳が最も多く、病死などで徐々に人口が減り、高齢になればなるほど人口が減ることで出来上がったグラフはちょうどピラミッドのような形になる。それが少子高齢化に伴い変形して、釣り鐘型や壺型になってきた。この少子高齢化が続くと次にどうなるか。それは人口減少である。人類の経験したことのない、世界史にも前例のない急激な高齢化と人口減少だ。人口減少を来すとどうなるか。一言で言えば、当たり前の公共サービスが受けられなくなる。医療は高度な公共サービスだ。人材と資金を要する公共サービスは崩壊する。人口減少社会がさらに進めば、真っ先に医療は破綻するだろう。日本は確実に破滅へ向かっている。

このままの医療制度、社会保障制度は持続不可能なのだ。

国民皆保険制度の事実上の崩壊

3つめの理由。

それは、国民皆保険制度はすでに崩壊しているという事実だ。

日本には国民皆保険制度がある。日本の医療制度。国民皆保険制度。

「貧富の差がなく誰もが望む必要な医療を受けられるようにするため」1961年にできた日本の医療制度だ。すべての国民は何らかの公的医療保険に加入し保険料を納め、医療が必要なときは保険医療機関（大多数の病院や医院、診療所、クリニックなど）を受診し医療を受ける。そして診療の後に窓口で一割から三割などの一定の自己負担金、窓口負担という、を払う仕組みだ。患者本人が窓口で払っていない残りの七割から九割の医療費は適正かどうかの審査を経た後、健康保険組合等の保険者から医療機関へ支払われる。これが日本の国民皆保険制度であり保険診療だ。

しかし皆保険制度はすでに崩壊している。

どういうことか。

生活保護世帯が200万世帯。

国民健康保険滞納世帯が400万世帯。

あわせて600万世帯が保険料未納世帯である。

このように無保険者は急増しており、もはや「皆保険」ではないのである。

その一因が医療費増大に伴う保険料の高騰であると考えられている。医療費増大は無保険者の急増の原因となるだけでなく、真面目に保険料を納めている人々も苦しめているのだ。

国民医療費の財源はどうなっているのか。医療費40兆円の財源。

総務省の統計によると医療費の財源のうち患者負担分が12％、公費が39％、保険料が49％であった。患者負担分とは、われわれが病院窓口で支払う料金の合計である。公費は税金と国債。保険料は国民健康保険料や社会保険料である。

これをみると国民皆保険制度と言いながら実は４割もの費用を公費で支払っていることが分かる。

もはや「皆保険」ではない日本の医療制度。

本当に必要な医療は何かということを議論すべき時期に来ている。

医療提供体制の老朽化と矛盾

４つめは医療提供側の問題。

医療提供体制の老朽化と矛盾だ。

「研修医過労死」「研修医自殺」「勤務医過労死」「救急医療崩壊」「救急車たらい回し事件」「地域医療崩壊」「僻地医療崩壊」「無医村」「医師不足」

これらの問題はなぜ起きているのか。

医療制度、診療報酬制度によって医療は動いている。医療におけるさまざまな問題は医療制度と診療報酬制度の老朽化によって引き起こされているとも言える。「救急医療崩壊」や、いわゆる「医師不足」という問題は医療制度、診療報酬制度の問題なのだ。だから医療の問題を解決するためにも医療制度や診療報酬制度について議論すべきなのだ。

医療制度と診療報酬制度は医療費と直結した事項である。

だから今、医療費について議論すべきなのだ。

医療費について議論することは医療と経済について議論することである。

はじめに医療の特殊性や医療と一般経済活動との違いについて考えてみたい。

「医師不足」と医療の特殊性

いわゆる「医師不足」はなぜ起きているのか。

昨今の医療の問題の多くは「医師不足」が原因であるとされている。実際にマスコミの報道においても「医師不足」の文字を見ることが多い。「医師不足」とは何か。医師が不足していることだ。当たり前だ。

では日本において、なぜ医師が不足するようになったのだろうか。

日本には一体、どれくらいの医師がいるのだろうか。

日本の医師数は約32万人だ。（平成28年調べ）

人口10万人あたり２５１人。診療に従事している医師数では10万人あたり２３３・６人。１０００人あたり２・３人となる。ＯＥＣＤ加盟国の平均では１０００人あたり２・８人であるから、やや少ないと言える。しかし米国や英国とはほぼ同水準だ。決して「医師不足」というほどの医師数の不足はない。

医療の特殊性

「医師不足」について考えるとき、医療の特殊性を考慮しなければならない。

医療は病気や怪我を治すためにある。そして人々の健康を保つことが仕事である。

では、その仕事は、いつ、どこで、誰が、何を、どちらを、どのようにして、行っているのか。５Ｗ１Ｈで考えてみる。

医療は誰が行っているのか。

医師や医療関係者である。

では医療はいつ行われているのか。

医療は24時間３６５日、年中無休で行われている。人はいつ病気になったり、怪我をしたりするか分からない。だから医療は24時間３６５日、行われていなければならない。「医師法」によって「応召義務」が定められている。「応召義務」とは「医師は正当な事由なく診療を断ってはならない」というものだ。応召義務は医療の基本となるものである。同時に医療の特殊性を表すもののひとつである。しかし医療は本当に24時間３６５日行われているのだろうか。実は、ごく一部の医療機関のみで行われている。多くの診療所、医院、クリニックは平日の日中のみ診療が行われている。24時間３６５日、医療を行っているのは、ごく一部の限られた病院や救命救急センターだけなのだ。

これが大きな問題のひとつである。

医療はどこで行われているのだろうか。

医療はさまざまな医療機関、医療施設、具体的には診療所、医院、クリニック、病院、大学病院、救命救急センターで行われている。また医療は大都市でも田舎でも僻地でも同様に行われている。日本全国で医療は行われている。

医療は何を行っているのか。

医療は病気や怪我を診断し治療している。診断とは病気や怪我が、どの部位にあり、何が原因で起こっているのか、またその病状は軽いのか重いのか、そして病名は何か、を見極めることである。そして治療は何が良いのか判断し、薬を使うのか手術をするのか、または様子をみながら自然に治癒するのを待つ、いわゆる経過観察を行うのか決めるのである。

医療はどちらを行っているのか。

医療は大きく分けるとふたつある。主に薬を使い病気を治す内科と、手術により病気や怪我を治す外科だ。その他にも担当する分野により、それぞれ分かれている。これが診療科というものだ。内科、外科、産婦人科、小児科、眼科、耳鼻科、皮膚科、泌尿器科、脳神経外科、整形外科、麻酔科、放射線科、精神科などに分かれて担当している。

医療はどのように行われているのか。

すべての医療施設（医療機関）で同じような医療ができるわけではない。病気や怪我には風邪のような軽症もあれば、治療の難しい難病もある。しかし患者は自分では軽症か重症か分からない。だから自分で選んだ医療施設を受診する。そこでそれぞれの医療施設の可能な範囲で医療が行われる。風邪のような軽症であれば、すべての医療施設で診断から治療まで完結して行うことができる。しかし重症や難病の場合は不可能だ。対応できない医療施設は応急処置のみ行い他の対応できる医療施設、高次医療機関という、に紹介することになる。設備の整った病院や大学病院であることが多い。

一般の経済活動と異なる医療の特殊性
～高級レストランとの比較～

一般の経済活動と異なる医療の特殊性の理解のために医療と高級レストランを比較してみよう。

高級レストランは誰が行っているのか。

オーナーとシェフである。シェフになるためには免許が必要だ。ここに違いはなさそうだ。

高級レストランはいつ営業しているのか。

高級レストランの営業時間は通常19時から23時くらいであろう。24時間３６５日、年中無休で営業している高級レストランはなさそうだ。つまり医療は一般の経済活動と比較し圧倒的にその活動時間が長く継続が必要で活動を断つことは許されないのである。これが医療の継続性と応召義務だ。

高級レストランはどこで行われているのか。

高級レストランがあるのは大都市であろう。せいぜい中規模都市までだ。田舎や僻地にはない。医療は全国に均等になければならない。これも医療の特殊性だ。

高級レストランは何を行っているのか。

高級レストランは客がメニューから選んだ料理を提供する。医療における診断のように、客が何もせず、シェフが問いかけ食べたい料理を推測し提供するような煩わしい作業はない。普通はないだろう。医療は準備したものを提供するだけでなく患者の状態を把握し理解するところから始めなくてはならない。極めて難しい煩わしい作業なのだ。

高級レストランはどちらを行っているのか。

高級レストランは洋食か和食だろう。中華料理かもしれない。分野により分かれている。これは医療と同じだろう。しかし医療と違う点がある。医療には応召義務がある。診療を断ることができない。医師自身の専門診療科と異なる病気や怪我の患者が来たら少なくとも応急処置はしなければならない。フランス料理店に和食を食べたい客が来たら少なくともおにぎりと漬物くらいは提供しなければならないということになる。

高級レストランはどのように行われているのか。

高級レストランは、その店の最も得意な料理を提供する。提供できる料理は限られている。例えばフランス料理などだ。これは、すべての医療施設ですべての医療行為が可能な訳ではない、というのと同じだ。医療との共通点である。

しかしここからだ。医療においては自身の施設で対応できない場合、対応できる施設を探し連絡しなければならない。高級レストランで客から食べたい料理がないと言われれば違う店を紹介しなければならないのだ。一般の経済活動と比べて医療がいかに特殊なものか分かるだろう。


以下に医療の特殊性をまとめる。

圧倒的に長く不規則な活動時間が求められる。

地域を選ばず大都市も僻地も同様でなければならない均一性が求められる。

軽症から重症まで存在する不均一な集団に対応することが要求される。

専門外の対応も要求される。

完結するまで責任のある継続的な対応が要求される。

つまり、いつでも、どこでも、どのような患者にも対応し、そして解決するまで中断することのない対応が要求されているのだ。応召義務と医療の継続性が要求されているということだ。

「医師不足」と「実働医師不足」

実働医師というものを定義しよう。

実働医師とは、この応召義務と医療の継続性の要求、社会の要求に対応できる医師だ。

つまり応召義務と医療の継続性を担保している医師が実働医師だ。

今、この実働医師が不足している。

「医師不足」とは「医師数不足」ではない。「実働医師不足」のことなのだ。

医療の特殊性、その煩わしい業務をすべて負担している医師が実働医師だ。

その実働医師が今、不足している。


休日や時間外、夜間に受診した患者は診ない、診療しない。

救急患者は診ない。救急当直業務は拒否。

自身の専門診療科以外の患者は診療しない。

僻地での勤務は拒否する。

このような医師が急増しているのだ。

市場経済と医療の違い

医師の偏在はなぜ起こるのか。

地域的な偏在、診療科の偏在。

その本質は、医療の特殊性、その煩わしい業務や勤務形態を避ける方向に向かっていることだと説明した。これが「実働医師不足」であり、いわゆる「医師不足」の本質だ。

市場経済においては通常、需要と供給のバランスで数が決まる。

市場経済だと例えば、

参入過剰分野→単価が下がる（医師の給料が下がる）
参入不足分野→単価が上がる（医師の給料が上がる）
という状態になり、自然に参入不足分野に医師が集まり需要と供給のバランスが保たれるはずである。

しかし日本の医療制度では、
参入過剰分野→単価変わらず（医師の給料は変わらず）
参入不足分野→単価変わらず（医師の給料は変わらず）
という構図である。

したがって医療の特殊性、その煩わしい業務や勤務形態を避ける方向に向かって参入過剰分野ができたとしてもそのままか、あるいはさらに参入過剰となる。逆に煩わしい業務や勤務形態であり参入不足分野となっていても単価は上がらないため医師は集まらず、ますます一人あたりの仕事量が増え苦しむことになる。要するに楽に稼ぐ医師と多忙な割に稼げない医師に分かれているのだ。具体的に言えば、産婦人科、小児科、救急科、外科など24時間365日、休みのない対応を求められる診療科は医師不足となっている。これが医療崩壊の原因なのだ。よって医療費について議論することは医師の偏在や医療提供体制の改正、改善につながると考えられる。いまこそ医療費について議論すべきである。

日本の医療制度

後の議論にも必要なので日本の医療制度と医療用語について解説しよう。

まず国民皆保険制度について。

国民皆保険制度は1961年に始まった。この国民皆保険制度により、貧富の差がなくすべての国民が平等な医療を受けられるようになった。この制度では診療に対する病院や診療所への報酬が公定価格として決められている。またすべての国民が何らかの健康保険に加入することを前提としている。診療に必要な医療費は患者がそれぞれ加入している保険、例えば国民健康保険や社会保険などから払い、患者はそのうちの何割かのみを自己負担する制度である。このため保険診療を受ける限り、どの病院や診療所へ行っても同じ金額で同じ診療を受けられるという安心がある。

国民皆保険制度は全ての国民が公的医療保険に加入する制度。

ではどのような保険があるのか。保険の種類はどのようなものがあるのか。

公的医療保険とは加入者や、その家族、扶養家族が医療の必要な状態になったときに医療費の大部分を負担してくれる制度である。日本ではすべての国民が公的医療保険に加入することになっている。これが国民皆保険制度である。

保険の種類は健康保険（協会けんぽ等）、船員保険、共済組合、国民健康保険などがある。協会けんぽ等は会社員が加入。船員保険は船員が加入。共済組合は公務員、教職員などが加入。国民健康保険は自営業者、農林水産業者等が加入している。ただし国民健康保険では従来の自営業者や農林水産業者だけでなく、非正規労働者や無職の人々の割合が増加している。そのため国民健康保険では保険料の未納率の上昇が問題となっている。

日本の医療の公定価格や患者の自己負担の割合はどのようにして決められているのか。

これは厚生労働大臣に決定権がある。

厚生労働大臣の諮問機関である中央社会保険医療協議会、いわゆる中医協、で協議され、通常、2年に1回、改定されることになっている。そこで決められるのが公定価格である診療報酬だ。診療報酬とは医療行為等の対価として計算される報酬をいう。いわゆる「医師への報酬」だけではない。医業収入には医師や看護師、薬剤師、放射線技師、栄養士、理学療法士、その他の医療従事者の医療行為に対する対価である。技術料、薬剤師の調剤技術料、薬剤費、医療材料費、検査費用などが含まれる。医師の技術料の部分、いわゆる「診療報酬本体」と、その他の部分「薬価など」に分かれて議論される。薬価とは薬の値段。国が決めた医薬品の公定価格のことである。日本の医療機関で処方される薬はすべて公定価格となっている。医師の処方する薬の費用を計算する基準となる。原則として2年に1回、改定される。診療報酬は診療報酬点数表に基づいて計算され点数で表現される。1点は10円で計算される。患者はこの一部を窓口で支払い、残りは公的保険で支払われる。保険を適用しない自由診療の場合は全額自己負担である。

公的医療、保険診療と自由診療

公的医療とは日本においては国民皆保険制度のもとに行われる医療である。保険診療ともいう。保険診療においては、診療で行ってよい検査や投薬、手術の種類や量、程度が決まっている。そして、それらの診療に関する診療報酬もすべて公定価格として決められている。日本国内であれば、いつ、どこで、誰が診療を必要としても保険診療を受ける限りこのルールが適用される。自由診療の場合は全く違うルールになる。自由診療においては保険で認められていない診療も受けることが可能となる。例えば美容外科手術や海外でのみ認められている薬剤の投与などがこれに当たる。しかし、自由診療を行う場合、診療に関わるすべての費用が自己負担となる。これが自由診療である。

診療報酬の支払い制度
出来高払い、定額払いとＤＰＣ

日本では国民皆保険制度が採用されており、医療費はすべて公定価格であることをすでに述べた。では日本における診療報酬の支払い制度はどのような制度になっているのであろうか。日本の保険診療においては「出来高払い」が基本になっている。

「出来高払い」とは何か。

診療に必要であった診察料、検査代、例えば胃カメラやレントゲン、血液検査などの代金、治療薬、そして手術代など、すべて合計したものが医療機関に支払われる仕組みだ。一般の経済活動におけるレストランなどと同じ仕組みである。ただし、ここからが医療の特殊性であるが、これらの検査や治療薬、手術の内容や量は提供する医療機関が決定することができる。もちろん、ある程度は患者と相談して決めるのだが医学知識の量、質が違うため、ほとんどすべてを医療提供側が決めることになる。これがレストランとの違いだ。通常の経済活動であればサービスを受ける側が価格を考慮しつつ、その内容や量を決める。「出来高払い」は医療機関にとって経済的な不安がなく十分な医療を提供することができる良い制度である。しかし一方でサービスを提供すればするほど医療機関が儲かる、つまり医療費が高騰する制度であるという問題点もあるのだ。

ＤＰＣと定額払い

ＤＰＣとは何か。

DPCとは、Diagnosis Procedure Combination の略である。

Diagnosis は診断。

Procedure は手技。

Combination は組み合わせ。

診断と治療手技の組み合わせで一定の診療報酬が決まる制度だ。

例えば、ある病気Aのため入院したとする。薬で治すことのできる病気だとしよう。入院1日目から3日目まで毎日3万円が病院に診療報酬として支払われる。入院4日目から7日目までは毎日2万円が支払われる。入院8日目から14日目までは毎日1万円が支払われる。このような診療報酬の仕組みがDPCだ。医療機関に支払われる診療報酬額が一定であるため、どれだけ検査や治療薬を使っても報酬は変わらない。むしろ多くの検査や薬剤投与を行った方が損になる制度である。この制度では、できるだけ無駄な検査を行わずに病気を診断し、そして必要最小限の治療薬で病気を治すことのできる医療機関が有利になる制度である。つまり診療の実力のある医療機関がより収益を上げることのできる制度である。

さらにこの例において、病気Aについては入院15日目以降の診療報酬が設定されていない。なぜか。病気Aは14日間以内の入院治療で治すことができると判断されているためである。この場合、入院が15日間以上になるとDPC制度における「特定期間超え」となる。

この「特定期間超え」の症例数は毎年、国に報告され、数の多い病院はペナルティーを受けることになる。これがDPC制度だ。

また病気Aについて、手術が必要であった場合は診療報酬が変わる。Diagnosis は同じでも Procedure が違うからだ。入院1日目から5日目の診療報酬が毎日3万円、6日目から14日目までが毎日2万円、15日目から30日目までが毎日

1万円というような診療報酬となる。そして手術代は別に診療報酬が設定されている。DPC制度は合理的な制度である。


定額払いとは何か。

文字通り、一定額の診療報酬の制度である。どのような病気であっても、どのような治療薬を、どれだけ使っても、どれだけ検査しても、例えば入院1日あたり2万円が病院に診療報酬として支払われる仕組みである。ただ無制限という訳ではない。入院が必要な患者が入院した場合、病気や怪我によって設定された期間、例えば最長2か月間は毎日この診療報酬が支払われる制度である。病状は比較的に落ち着いているけれども、まだリハビリテーションなどが必要な患者に適用されることが多い。この「定額払い」制度も無駄な医療費を抑制するのに有用な方法である。

診療報酬の支払い制度の現状

日本の医療施設、医療機関では、それぞれの施設要件などで診療報酬の支払い制度が異なる。具体的に説明しよう。

診療所、クリニックでは基本的に外来診療も入院診療も「出来高払い」である。

病院でも基本的には外来診療も入院診療も「出来高払い」である。

高度医療を担う病院、急性期病院ともいう、の場合、外来診療は「出来高払い」で入院診療は「DPC」である。療養型病院、療養型病棟の場合は外来診療が「出来高払い」で入院診療は「定額払い」である。以上より本邦の医療制度では「出来高払い」が多数派であることが分かる。

違いが分かれば医療が分かる

医療に関係する用語には難しいものが多い。日常的に耳にする簡単なように思える言葉でも正確に説明するのは難しい。医療用語の違いが分かればもっと医療が分かるだろう。


「病院と医院と診療所とクリニック」

病院と医院、診療所、クリニックの違いは何か。

病院とは何か。医院とは何か。「医療法」に定められている。

「医院」または「診療所」は医師又は歯科医師が公衆又は特定多数人のため医業又は歯科医業を行う場所であって、患者を入院させる施設（病床）を有しないもの又は19人以下の患者を入院させるための施設を有するものをいう。クリニックは医院、診療所と同じである。

20人以上の入院設備を備える施設は「病院」である。

さらに医療法では「病院」について定義している。

「病院」は傷病者が科学的かつ適正な診療を受けることができる便宜を与えることを主たる目的として組織され、かつ運営されるものでなければならない。

以上のように定義されているのだ。


「医療と介護」

医療とは病気や怪我の患者を診察し治療すること。介護とは病人や老人など衰弱した人の身の回りの世話をすること。

「治療」という言葉と「キュアとケア」

「キュア」と「ケア」の違いを説明しよう。

キュア　ｃｕｒｅとは根治治療。根本治療ともいう。いわゆる一般的な「治療」のことである。

ケア　ｃａｒｅとは緩和医療。対症療法、姑息的治療ともいう。介護の意味もある。

介護は先に説明したように病人や老人など衰弱した人の身の回りの世話を意味することであるからケアは「衰弱した人の身の回りの世話」とも言える。

日本語の「治療」という言葉には、このふたつの言葉、「キュア」と「ケア」が含まれているのだ。

風邪をひいて風邪薬を飲むのはケア。

肺炎になって肺炎を引き起こしている細菌を死滅させるための抗生物質を飲むのはキュア。

狭心症になり、心臓カテーテル検査・治療を行うのはキュア。

慢性心不全の患者に浮腫の予防のための利尿剤を投与するのはケア。

慢性腎不全に対する人工透析治療はケア。

慢性腎不全に対する腎臓移植治療はキュア。

人はいつか必ず死ぬ。絶対的な真理だ。

つまり人はいつか必ず病気をキュアできなくなるのだ。しかしケアは最期まで必要だ。

誰もが望む医療である。

キュアとケアを区別することによってさまざまな大切なものが見えてくる。


「フリーアクセスと応召義務」

日本人は病院、医療施設の受診回数が世界的に見ても多いと言われている。

なぜ日本人は病院の受診回数が多いのか。それは日本の医療制度を切り離しては議論できない。日本の医療制度に原因があると言っても過言ではない。日本人に病気や怪我が極端に多い訳ではないのだ。日本人の病院受診回数が多い理由。それは「フリーアクセス」という日本の医療制度が原因であろう。

「フリーアクセス」とは何か。

「いつでも誰でも自分の選んだ医療施設を受診できる」医療制度のことだ。しかもこれは公的医療で行われる。「いつでも誰でも自分の選んだ医療施設を受診」した場合でも、日本中どこでも、東京でも、北海道でも、九州でも、同じ公定価格で医療は行われる。これが国民皆保険制度であり、日本の医療なのだ。

病気や怪我のときに病院を受診するのは当たり前ではないか。そう思われるだろう。

しかし当たり前ではない。

ヨーロッパやアメリカでは救急の場合を除いて病院をすぐに受診することができない。

予約制となっている。しかも「自分の選んだ病院」を受診できない。指定されたホームドクターにまず診察してもらう。その後、必要であれば病院の専門医を紹介してもらうようになっている。しかもアメリカでは皆保険制度はないため医療費は自分の加入している保険などで変わってくるのだ。

このように海外の医療制度と比較すると日本の医療制度がどれ程、安心な制度か分かるだろう。さらに日本では医師法により、医師の「応召義務」が課せられている。

「特別な事由なく患者の診察を断ってはならない」というものだ。

「フリーアクセス」と「応召義務」により日本において病院、医療施設の受診回数が多くなっていると言えるだろう。

「初診と再診」

初診とは初めて受診すること。あるいは医療側からみれば初めて診察することだ。

再診とは2回目以降の受診のこと。2回目以降の診察のことでもある。

ただしこの説明は正確ではない。

正確に言えば、初診とは「ある病気や怪我」について初めて受診すること、診察することである。再診も同様に、「ある病気や怪我」についての2回目以降の受診、診察ということになる。

具体的に説明しよう。

ある患者が病気Aのため病院に通院していたとする。もうこの病気は3年前からある持病で、毎月、受診している。したがって病気Aについては再診になる。しかし、ある日、病気Bの症状があり、同じ病院を受診した。そうすると病気Bについては初診になるのだ。

初診と再診を区別する理由は、その診療報酬が異なるからである。当然、病気を初めて診断、治療する方が技術的にも医学知識上も高度なものを要求されるため初診料は再診料よりも高く設定されている。

「軽症と中等症と重症」

よくニュースで聞く言葉に「軽症」「軽傷」と「重症」「重傷」がある。

例えばこんな風に。

「刃物を持った暴漢に襲われ警官が重傷を負った」あるいは「自動車3台が絡む交通事故があり運転手が怪我をしたが幸い軽傷で済んだ」などだ。

この「軽症」あるいは「軽傷」と「重症」あるいは「重傷」の違いは何だろうか。

実は医学的に定義されている。

「軽症」あるいは「軽傷」とは入院を必要としない病状だ。外来での手当で済むような病状をいう。

「重症」あるいは「重傷」は2週間以上の入院を必要とする病状だ。手術が必要となるような病状の多くがこれになる。

では入院を要するが2週間以内に退院できる場合はどうなるのか。これは「中等症」と定義されている。


「外来と入院」

「診療時間と救急医療」


「外来」と「入院」

外来診療とは患者が通院で診療を受けることである。入院とは患者が病院または医院に宿泊して診療を受けることである。

「診療時間」とは病院または医院が通常診療を行っている時間帯のことである。平日の朝8時から夕方5時までの診療であることが多い。通常、土曜日、日曜日、祝日は休診である。

「救急医療」とは突発的かつ重篤な病気や怪我の診療のこと。通常の診療時間以外でも診療を受けることができる。

また普通、病院や医院の診察は受付順に行われるが、救急医療の場合は最優先で診察を受けることができる。


「一般病棟と集中治療室（ＩＣＵ）」

病棟とは患者が入院する場所である。

集中治療室（ＩＣＵ）（intensive care unit）とは重症患者の治療のため、特別な医療機器や人材を配置した入院施設のことである。

入院施設は一様ではない。比較的に病状の安定した患者もいれば危篤状態の患者もいる。病状はさまざまである。したがって入院施設の設備もさまざまである。患者15人に対して看護師1人が配置されれば15対1管理となる。あるいは10対1管理や7対1管理もある。最重症の患者が入る施設は集中治療室といい、通常4対1あるいは2対1の配置である。人的配置も豊富であるが人工呼吸器や人工透析装置、心電図モニターなどの設備が豊富である。その分、入院管理料、診療報酬は高く設定されている。

「急性期と慢性期」

「急性期」とは病気や怪我を発症、受傷してからすぐの時期のこと。通常は1，2週間以内か、せいぜい1，2か月間くらいの時期を指す。

「慢性期」とは病気や怪我を発症、受傷してからしばらくした時期のこと。通常は3か月から6か月以上経過した時期を指す。

急性期と慢性期の間の時期を「亜急性期」ともいう。

「致死的疾患と非致死的疾患」

「死と脳死と老衰」

「致死的疾患」とは重症化すると死亡する病気のこと。「非致死的疾患」とは通常、重症化しても死亡することのない病気のこと。風邪など。

「死」とは何か。それは自明の理である。生命の終わり。医学的には死の三徴候、つまり呼吸停止、心停止、瞳孔の散大がそろった状態を死であると定義している。しかし、それが日本で法的に定義されたのは20世紀の末、臓器移植に関する法律ができたときである。

「脳死」とは何か。人工呼吸器の出現により誕生した新たな死の概念。つまり脳は死んでいるが呼吸、心臓は停止していない状態。日本では臓器移植に関する法律が整備された際、法的に定義された。

「老衰」とは何か。老衰とは高齢になり身体的、精神的に衰えた状態である。しかし法律ではいまだ定義されていない。

日本医療の問題点

日本の医療は世界的に見ても質・量ともに優れている。そして公的医療は定額である。世界一の医療と言っても過言ではない。しかしそのような状況であっても問題はある。

国民、医療従事者、国、それぞれの立場から見た問題点を挙げていこう。

国民視点の問題点

診療時間の問題
患者側から聞かれる問題点のうち最も多いのは診療時間の問題であろう。
診療の待ち時間が長い、診察時間が短く説明不足、診察後の会計の待ち時間が長い、といったものだ。いわゆる「3時間待ちの3分間診療」だ。有名人がSNSで批判したことでも知られる。
なぜこのようなことが起きるのか。

医者がダラダラと仕事をしているからではない。実は日本の医療制度に原因がある。

それは「フリーアクセス」。対義語は「予約制」。

時間的なフリーアクセスと医療機関選別におけるフリーアクセスに分けられる。

それぞれ解説しよう。

フリーアクセスとは患者が、いつでも、どこでも受診できる制度のことである。日本の公的医療制度、皆保険制度において患者は自分自身で選んだ医療機関を、いつでも、どこでも受診できるようになっている。つまり時間的なフリーアクセスと医療機関選別のフリーアクセスが認められているのだ。そして医療提供者側には応召義務が課せられている。これが日本の医療現場の背景にある医療制度だ。

想像して欲しい。

『ある地域に専門病院と、すぐ近隣に診療所がある。専門病院では難病や重症患者の診療のため隣町からも患者が通院している。1人の医師の外来患者は予約だけで30人だ。1人あたりの診察時間が10分としても5時間以上必要だ。そこへ予約外の初診患者が10人、来た』

どうなるか。

「3時間待ちの3分間診療」は、こうして発生する。

予約外で来院した患者はおそらくこうなるだろう。さらに再来予約で来た患者も「3時間待ちの3分間診療」になるかも知れない。

「3時間待ちの3分間診療」を選ぶか「完全予約制、1か月待ちの1時間診療」を選ぶか。

フリーアクセスと応召義務が日本の医療における診察までの待ち時間の長さや診察時間の短さの原因であることを説

明した。実際にフリーアクセスが認められていないヨーロッパの病院では診察は予約制であり1ヶ月間待たされることもあるという。

フリーアクセスと応召義務。これは患者に寄り添った医療であり、だからこそ「3時間待ちの3分間診療」になるのだと理解して欲しい。

しかし先のふたつの選択肢以外に道はないのか。解決法はないのか。

実はある。

この例で言えば、予約外の10人の患者が専門病院ではなく近隣の診療所を受診すればよいのだ。この10人が専門病院を受診した理由はさまざまであろう。難病の人、重症の人、軽症の人、なかには風邪や軽い胃腸炎程度の人もいるだろう。これらの患者がまず近隣の診療所を受診し軽症の人は、そこで治療を受け、そして重症や難病と判明した人は、あらためて専門病院を紹介してもらい受診すればよいのだ。そうすれば少なくとも「3時間待ちの3分間診療」は減るだろう。

なぜ大病院に患者が集中するのか。

患者側が抱える問題。診察までの待ち時間の長さ、と診察時間の短さ、の原因について説明し、そして解決法を提案した。これは以前より言われている「かかりつけ医」制度のことでもある。この方法で解決できるだろう。しかし、この簡単な方法が、なぜ、いまだに機能していないのか。おそらく、この10人は今後もまた必要なときは予約外でも専門病院を受診するだろう。なぜか。

彼らはこう主張するかも知れない。

「専門病院の方が高度な医療を行っており診療時間外であっても併設された救命救急センターは開いている。診療所は土曜日、日曜日や夜間は連絡もできない。そして専門病院でも診療所でも窓口負担はあまり変わらない。何より、私たちには自由に医療機関を受診する権利がある」と。

正論である。

患者が求めるもの。

高度な最善の医療で継続性のある医療なのだ。

「重大な病気だったらどうしよう・・」

「病院が開いていない時に悪くなったらどうしよう・・連絡できるだろうか・・」という不安があるからだ。

したがって今後も大病院に患者が集中することは避けられない。

経済において利便性（アクセス）、質（クオリティー）、価格（コスト）のすべてを満たすことは難しい、不可能であるとされている。トレードオフの関係にあるという。ある条件を満たすためには残りの条件を犠牲にしなければならないということだ。

利便性（アクセス）、質（クオリティー）、価格（コスト）。

日本の医療制度においてはどうだろうか。専門病院でも診療所でも医療費は公定価格のため変わらない。厳密に言えば少し価格は変わるが実感できる程ではない。つまりコストは変わらない。ならば高度医療を担うクオリティーの高い専門病院に行くだろう。ならば救命救急センターもあり24時間３６５日、診察しており、急に具合が悪くなっても診てくれる専門病院を受診するだろう。アクセスが良いからだ。

経済の理論から少し考えただけでも分かる。

大病院に患者が集中するのは当然なのだ。

診療所が「かかりつけ医」として活躍するために必要なこと。

まず行うべきことはコストを下げることだ。

専門病院を受診するより診療所を受診した方が安い、窓口負担が少ない、半額くらいだ、となれば軽症の患者は診療所を受診するようになるだろう。そしてアクセス、利便性についても改善すべきだ。公立病院のように、平日の9時から17時まで、というような診療時間の設定ではなく地域住民のニーズ、要望に合わせた診療時間設定が必要だろう。土曜日、日曜日の診療や夜間遅くまで診療するなどの工夫が必要である。

20世紀半ば過ぎに完成した医療制度が日本ではそのままになっている。結果として提供されている医療が不十分で非効率的なものになっている。フリーアクセスの問題や「かかりつけ医」制度の問題については結論を出す時期に来ているのではないか。

診察後の会計の待ち時間が長い
これも多くの患者から寄せられる苦情のひとつだ。

なぜか。原因はいくつかある。

1つめは受診患者そのものが多く診療報酬、診療代の計算に時間がかかる。

2つめは複雑な診療報酬制度だ。医療の公定価格である診療報酬は実に多くの報酬の組み合わせになっている。

3つめは、そもそも医療そのものが複雑だということだ。

受診患者が多く待ち時間が長くなるということは、診察前の待ち時間が長いことの原因が何かということの議論のなかでも説明した。患者が多ければそれだけ診察後の診療代の計算も時間がかかる。よって診察後の会計の待ち時間が長くなる。

そして診療報酬、診療代の計算の複雑さだ。診療報酬点数表という本がある。日本の医療における公定価格が記されている本だ。実に1500ページにも及ぶ本だ。医療事務の資格のある人にしか計算できない程、公定価格である診療報酬の計算は複雑なものになっている。

さらに、医療そのものが複雑だということも理由のひとつだ。

子供から大人まで。男性も女性も。そして風邪のような軽症から難病、重症まで。一言で医療と言っても幅広い分野を受け持っている。またそのひとつひとつの医療行為、診察、検査、検査結果の解釈、そして診察所見、検査結果の解釈を総合して診断する。それぞれが複雑だ。さらに治療になると飲み薬や点滴だけでなく手術や放射線治療といった高度な治療も組み合わせることになる。会計の待ち時間が長くなるのも無理はない。むしろ受診当日に会計できることの方が驚きである。

では会計の待ち時間を短くする方法はないのか。

ふたつの方法がある。

ひとつは後払い。後日、請求する方法。

もうひとつは、かかりつけ医では外来診療を定額制にすることだ。その範囲で診療するようにする。そうすれば定額だから複雑な計算なしに会計できる。これについては第三章で詳しく解説することにしよう。

アクセスの問題

日本の病院は、そろいもそろってなぜ日曜日に休むのかという批判が多い。

土曜日、日曜日、祝日に休む医療機関が多い。遅い時間まで開いていない。

もっともな意見である。

病気や怪我は、いつなるか分からない。日曜日や祝日に、どこに行けばいいか分からなくなるだろう。そもそも、持病があり定期的な診察が必要な人でも仕事があり平日は仕事を休んで受診することができないという人も多い。そう考えると日本の医療提供体制には不備があると言わざるを得ない。公立病院は土曜日、日曜日、祝日が休診になるのは避けられないだろう。公務員だからだ。しかし一般の医療施設、病院やクリニックは日曜日に診療してもよいのではないか。患者中心の医療が行われているとは言い難い。市場原理が働いていない。解決のためには医療提供側に適度な競争意識を持たせることが大切である。「かかりつけ医」制度を普及させる。市場原理が働くような制度作りが必要であろう。

経済的問題

日本の医療制度に対して経済的な不満を持つ人も多い。

具体的には窓口負担が大きい、健康保険料が高い、というものだ。

日本は国民皆保険制度があるため、国民全員が何らかの健康保険に加入している。毎月、保険料を納め、病気や怪我になったときに病院などの医療施設を受診し、診療が終わったら窓口で決められた割合の医療費を払うことになっている。この毎月、納める健康保険料が高い、そして窓口負担も大きいというのだ。日本の医療費の負担方法は応能負担と応益負担の組み合わせでできている。すべて税金でまかなうのではなく、すべて自己負担でもなく、ちょうど中間くらいになっている。日本の国民皆保険制度はうまく設計された制度だと思う。

しかし問題がないわけではない。

日本全国どの医療機関を受診しても同じ医療費ということは患者自身が工夫して医療費を減らすことができないということだ。患者自身の受診の工夫で医療費を減らすことができる仕組みが必要だ。工夫することによって応益負担である窓口負担を減らすことができるようにすべきである。例えば「かかりつけ医」を受診する場合は安くなるなどの制度が必要であろう。

長期的入院あるいは入所ができる施設がない

長期的介護の問題である。安らげる場所、落ち着ける場所、終の棲家を必要としているということだ。しかし現行の医療制度では長期入院は不可能になっている。入院期間は一定期間で区切られる。なぜならば本当は医療を必要としない、いわゆる社会的入院を抑制するために長期入院を禁止しているからだ。社会的入院とは本来すでに入院での治療は不要になっているにもかかわらず社会的背景、例えば世話をする家族がいない、などの理由で退院できず入院が継続されている状態だ。無駄な医療費の削減のためには正しい方法だ。さらに進めて、すべての入院の診療報酬制度にＤＰＣを導入すべきだろう。必要な入院と不要な入院とを判別するためだ。しかし高齢者のように入院は必要ないが長期的な介護、ケアが必要な人々もいる。そのような場合に長期入所できる施設は必要だ。すぐに入所でき安く長期に入所できる施設が必要とされている。残念ながら現在の医療制度では十分であるとは言い難い。そして「２０２５年問題」の頃には、さらに高齢者が長期入所できる施設が必要とされるだろう。

医療従事者視点の問題点

長時間労働と過労死

医療従事者の抱える問題として最も大きいのはこの長時間労働と過労死の問題であろう。
医師の長時間労働と過労死そして、うつ病による自殺も報道された。

医療はやはり特殊だ。

一般的な経済活動とは違う特殊性がある。先に説明したように、医療では圧倒的に長く、そして不規則な活動時間が要求される。労働基準法は守られているのだろうか。日勤、夜勤、日勤の連続36時間労働は日常茶飯事だ。それでは過労死するだろう。長時間労働はなぜ発生するのか。

医師には応召義務があるからだ。そして、さらに言えば救急専門医の不足と実働医師不足が挙げられる。

本来、医師も平日の日中、通常診療時間に働き休日、夜間は休む必要がある。

だがしかしそれができない。なぜか。

理由のひとつ。救急専門医の不足だ。

救急専門医は全国で何人いるのだろうか。ちなみに警察官は28万人あまり、消防士は15万人あまりだ。しかし救急専門医は全国でわずか3000人あまりしかいない。日本の医師数が32万人あまりだから医師100人中1人しかいないのだ。国民4万人あたり1人ということになる。それでは救急医療が崩壊するのも当然だ。

「救急車たらい回し事件」が報道されたことがある。急病人が救急車を要請して病院への搬送を依頼したが、その救急患者を受け入れてくれる病院がなく、十数件も断られ、挙句の果てに最後に受け入れてもらった搬送先で死亡したというものだ。救急専門医がこの数では起きるべくして起きた事件と言っていいだろう。

もうひとつの理由。実働医師不足だ。

先に述べたように実働医師とは応召義務を果たす医師のことだ。この実働医師が不足している。

休日や診療時間外、夜間に受診した患者は診ない、診療しない。

救急患者は診療しない。

救急当直業務は拒否。

医師自身の専門診療科以外の患者は診療しない。

僻地での勤務は拒否する。

このような医師が急増しているのだ。

では医師の長時間労働を減らすにはどうすればよいのか。

対策としては救急専門医の大量育成しかないと考えている。大学医学部を卒業後、まだ若いうちに救急医療を実践するよう義務付けるべきだ。少なくとも臨床医として生涯、医療に携わる者は、ある時期、救急医療を経験すべきである。

日本全国では3万人から4万人の救急専門医が必要であろう。現状の十倍は必要なのだ。

専門外診療のストレス

医療の特殊性。それは応召義務に集約されている。

医師法で定められている応召義務。

「医師は正当な事由なく患者の診療を断ってはならない」というものだ。たとえ専門外であっても応急処置はしなければならない。しかもプロフェッショナルな仕事が要求される。プロの仕事で、かつ専門外の仕事がどれだけ負担になるか想像して欲しい。例えばプロ野球選手のエースピッチャーが4番バッターを任されたらどうなるか。二刀流の選手もいるが普通は故障したり結果を出せずに終わるだろう。しかも代走選手としての出場や、ときにはキャッチャーや外野手もしなければならないのだ。エラーも許されない。

「専門外だからエラーした」するとどうなるか。

医療の世界では「専門外だからエラーした」は許されない。医療訴訟では必ず負ける。それ程、厳しい世界なのだ。

医師にとって専門外診療のストレスがどれだけ大きいか納得して頂けると思う。

対策はどうするか。

「総合診療専門医」を大量育成すべきだ。

専門に特化するのではなく、初期診療、応急処置、プライマリーケアを専門とする医師を大量育成するのである。これはつまり「かかりつけ医」制度のことだ。幅広い知識を持ち多くの患者を診療する医師。この「総合診療専門医」の育成こそ専門外診療を減らす方法であり、専門外診療のストレス問題を解決する方法だ。

医療提供体制の不備。

要するに、それは役割分担が不明瞭だということだ。

高度医療、専門的医療を担う医師（専門医）
幅広く診療しプライマリーケアを担う医師（一般医）（いわゆる「かかりつけ医」）
応急処置、救命救急処置を担う。24時間３６５日、対応する医師（救急医）

以上のように明確に分け、役割分担すべきだ。

公的医療を提供する場合、古いままの医療提供体制では何も解決しない。

患者からの過度な要求と医療訴訟
医療の高度化による医療訴訟も医療従事者が抱える大きな問題のひとつである。
昔は精一杯診療し最善を尽くせば、たとえ結果が悪くても患者や家族から感謝されることが多かった。しかし現代は高度医療と情報化が進んだ社会だ。最善を尽くしても結果が悪ければ訴えられる時代になった。

そうするとどうなるか。

一生懸命に医療に尽くしてきた人々が燃え尽き症候群となって現場から去っていくことになる。また一方では防衛医療を誘発することになる。防衛医療とは訴訟を避けるために医療従事者が診療結果の悪くなりそうな患者の診療を避けたり、訴訟されないために過剰な検査や投薬を行ったりすることである。訴訟リスクのありそうな患者やリスクの高い救急患者の診療を拒否し患者を選ぶようになるのだ。救急医療の崩壊や救急患者のたらい回し事件の誘因のひとつとも考えられる。救急医療崩壊の要因のひとつは医療に対する社会の過度な要求なのだ。

医療従事者が抱える問題、もうひとつ。

患者や家族からの日常的な過度の要求も問題となっている。いわゆるモンスターペイシェントだ。医療側には医師法で定められた応召義務があるため患者の診療を拒否できない。その応召義務を振りかざし過度な要求をする、暴言を吐く人達がいるのだ。また軽症でも休日や深夜に受診する、いわゆるコンビニ受診する人達もいる。もう業務妨害のレベルだ。

解決法はないのだろうか。

医療側はいつも一方的に訴えられる立場になっている。患者側は弱者だから、という意識が社会にあるのだろう。しかし、あまりにも過度な要求には医療側が訴えてもいいのではないか。つまり医療においても双方向に訴えることができる制度や環境が必要である。しかし病院やクリニックが患者を訴えることはなかなかできないだろう。例えば医師会などが代表し訴訟を行う機関を創る必要がある。医療提供側にも穏やかに誠実に仕事をする権利があるからだ。

国視点の問題点

医療費、社会保障費の高騰と財政悪化

国が抱える医療に関する最大の問題。それは国民医療費と社会保障費の高騰であろう。医療費と社会保障費の増大。

その原因は何なのか。

ひとつは日本国民の高齢化が原因である。

若者よりも高齢者は病気が多く医療費も高額となるからだ。

そしてもうひとつは医療の高度化だ。

医学は日進月歩である。日々、医療は進化している。昔なら助からなかった病気でも現代なら最新技術で診断し新薬や新しい手術手技、臓器移植手術などで助かるようになった。医療の進歩は素晴らしい。

日本国民の高齢化と医学・医療の進歩。これが医療費、社会保障費が高騰した原因であることに間違いはない。

しかし原因はこれだけであろうか。

いや他にもある。

医療制度や社会保障制度に無駄があるのだ。もっと合理的な医療制度や社会保障制度が必要である。そのためには国民全体で議論し新しい制度を創り法整備することが必要なのだ。

健康保険料の未納問題

医療に関して国が抱える問題。次は健康保険料未納問題である。

財政支出の医療費増大、社会保障費増大と並び大きな問題となっている収入不足。それが健康保険料未納問題だ。国民皆保険制度が土台から崩れかけている。

日本は国民皆保険制度を採用している。すべての国民は何らかの公的医療保険に必ず加入し保険料を納める。そして医療が必要になったときは一定割合の医療費だけを自己負担すれば日本全国どの医療機関でも受診できるようになっている。これが国民皆保険制度だ。しかしこの制度の大前提である健康保険料を納める義務が果たされていないのだ。

健康保険料未納者が急増している。

国民健康保険料滞納世帯が400万世帯。

生活保護が200万世帯。

あわせて600万世帯が保険料未納世帯だ。もはや国民皆保険制度は崩壊していると言っていいだろう。応能負担と応益負担が理解されていないのだ。これでは真面目に保険料を納めている人々は割に合わない。法の下の平等に反する。これを放置すればこれからも健康保険料の未納者は増えるだろう。

医療制度改革が必要だ。

少なくとも保険料を納め義務を果たした人と保険料を納めていない人の間に「差」がないといけない。「差」がないと保険料を納める意味がないからだ。具体的には現行の皆保険制度を基にして、公的医療を全額、税金で賄う「公的基礎医療」と保険料納付者に限定する「公的保険医療」の二階建てにすることも検討すべきだ。特に高度医療に伴う高額医療については「公的保険医療」に限定すべきであると考える。もちろん、まだ保険料を納める能力のない未成年はすべての公的医療が受けられる制度にすべきであろう。

2025年問題と介護士不足

そしてもうひとつの問題。少子高齢化、労働力不足という2025年問題。介護施設の不足、介護士の不足は深刻な大問題だ。まず少子化による労働力不足、介護士不足という供給の問題が発生する。さらに。国立社会保障人口問題研究所によれば2030年には80歳以上の人口が1500万人を超えるという。介護を必要とする人々が急激に増えることになる。需要が一気に増えるのだ。そうすると介護に需要と供給のアンバランスが生まれる。２０２５年を過ぎれば田舎だけではなく都市にも高齢者があふれてパニックになるのは間違いないだろう。

社会保障制度改革国民会議

社会保障制度改革国民会議とは。

内閣の諮問機関。

平成24年から平成25年までに有識者が集められ社会保障制度改革について議論された。

社会保障制度。

総論、医療、子育て支援、年金、介護、について、その問題点や解決法について議論されている。そのうち総論と医療について関連したものを抜粋する。

総論では社会保障制度において、自助、公助、共助の適切な組み合わせが必要だという結論であった。

医療に関しては１９７０年代モデルともいうべき現代の医療提供体制を21世紀モデルへ改正すべきだという結論であった。特に「かかりつけ医」制度の普及は必須のものとされた。

そして、多様化する死生観に鑑み国民は医療に何を望むかということを議論すべきだとされた。持続可能な社会保障制度の構築が必要で、国民皆保険制度が持続できるよう医療が変わらなければならない、と発信されたのである。

社会保障制度改革国民会議での議論はまさに今の日本の問題点を指摘し改革の方向性を示した貴重な助言であった。

国民へ社会保障制度のあるべき姿と理念を示している。

この会議で示された理念を基にして、具体的にそして確実に改革を進めることが大切であり、２０２５年問題を解決する唯一の方法であろう。

第二章 これまでの医療費削減案

これまでの医療費削減案
カテゴリー分類
カテゴリー1
カテゴリー2
カテゴリー3
カテゴリー4
カテゴリー5
カテゴリー6
自己負担を増やす案について‥「応能負担」と「応益負担」
なぜこれまでの医療費削減案は有効ではなかったのか
医療費が増大する理由‥市場原理のない医療
医療費適正化に必要なもの‥コンセンサス、理念と法律
事例研究

これまでの医療費削減案とカテゴリー分類

21世紀の日本。
医療費が増大し続けている。国家予算を圧迫し未来が閉ざされようとしている。
「医療費亡国論」は現実となるのか。
危機感のなかで、これまでさまざまな医療費削減案が提案されてきた。
それをひとつずつ検証していこう。

以下にこれまでの医療費削減案を列挙する。
1）後発医薬品の利用拡大、ジェネリック医薬品の普及
2）窓口負担の増額
3）高齢者負担の引き上げ
4）かかりつけ医以外に受診した際に窓口負担を増額
5）二重検査や重複投与の防止
6）残薬の有効利用
7）保険範囲の縮小
8）混合診療の解禁
9）高齢者を退院させて在宅医療にして地域で診る
10）予防医学を徹底して病気にならないようにする

11）人口あたりの入院病床が多い都道府県の病床を減らす
12）健診、禁煙
13）高血圧症、高コレステロール血症、風邪は自己管理
14）医者の数を減らしてコスト削減
15）医療関係者の給料を減らす
16）「出来高払い制」をやめ「包括払い」とする
以上のような案が提案されている。また一部についてはすでに実施、開始されている。

医療費削減案をいくつかのカテゴリーに分類してみる。
A：自己負担を増やす案
B：薬価や診療報酬、人件費、医療コスト単価自体を減らす案
C：保険範囲を縮小する案
D：物理的な無駄をなくす案
E：予防医学で医療費を減らす案
F：意味不明な案
とした。

そうするとそれぞれの案は次のようにカテゴリー分類できる。
B：後発医薬品の利用拡大、ジェネリック医薬品の普及。

A：窓口負担の増額
A：高齢者負担の引き上げ
A：かかりつけ医以外に受診した際に窓口負担を増額
D：二重検査や重複投与の防止
D：残薬の有効利用
C：保険範囲の縮小
C：混合診療の解禁
F：高齢者を退院させて在宅医療にして地域で診る
E：予防医学を徹底して病気にならないようにする
F：人口あたりの入院病床が多い都道府県の病床を減らす
E：健診、禁煙
C：高血圧症、高コレステロール血症、風邪は自己管理
B：医者の数を減らしてコスト削減
B：医療関係者の給料を減らす
B：「出来高払い制」をやめ「包括払い」とする

それぞれの案をカテゴリー別に解説しよう。

カテゴリー1．意味不明な医療費削減案

意味不明な医療費削減案のひとつに「地域間格差是正」がある。人口あたりの入院病床、ベッドが多い都道府県の病床を減らすというものだ。しかし、日本は意外に広い。全国でみると地域毎に医療事情も異なる。都会では人口が集中している。仮に都会で10人の患者がいて病床が10床あるとしよう。患者全員に持病があり、ある日に具合が悪くなり入院する確率を１／２とする。そうすると１０床全部に入院する確率は（１／２）10であり１／２×１／２×１／２×・・・１／２＝１／１０２４だ。つまり3年に一度しか満床にならない。9床に減らしても問題ないだろう。では田舎ではどうか。地域全体では患者は10人、病床は10床である。しかし田舎では人口は分散している。２人に2床ずつの地域が5つある。それぞれの小さな地域毎の距離は10㎞ほどあり隣の地域の病床には事実上、入院できないものとする。そして、それぞれの患者のある日の入院する確率を同様に１／２とすると、小さな地域で満床になる確率は(１／２)２であり１／２×１／２＝１／４となる。つまり4日に1回、週に1、2回は満床になるということである。つまり田舎では10床の病床を減らすことができない。これが都会では9床、田舎では10床になる理由である。よって「人口あたりの病床が多いから病床を減らすべきだ」というロジックは間違っていると分かる。

田舎で病床数がより多く必要になる理由は人口密度だけではない。各都道府県の人口構成の違いにも注意する必要がある。都会と田舎では平均年齢が5歳ほど違う。田舎ではそれだけ高齢者が多い。高齢になればなるほど入院の適応、必要性が多くなる。よって田舎のほうが都会より病床が多くなるのである。

都会では田舎より人口あたりの病床が少なくて済む。なぜならば都会の住民の平均年齢は田舎のそれよりも5歳も若く、入院が必要となることが少ないからだ。また都会は住居が狭い地域に集中しているため医療提供体制も効率的となり人口あたりの病床数を少なくすることができるのだ。

もうひとつの意味不明な医療費削減案に「高齢者を退院させて在宅医療にして地域で診る」というものがある。「高齢者を退院させよう」の意図は理解できる。医療費のなかで高齢者の入院医療費の割合が大きいからだ。当然、高齢者をできるだけ退院させることができれば医療費を削減できるという発想になるだろう。そこまではいい。問題はその後だ。「在宅医療にして地域で診る」とはどういうことなのか。「地域」とは誰だろう。要するに、もう国はこれ以上、社会保障できないので各家庭や各自治体に責任を持って欲しいという意味だろう。この「地域」は「各家庭」や「各自治体」の意味であると、私は解釈している。これでは必要な医療までも切り捨てられてしまう可能性がある。このように医療費削減案の中には数字ありきで理念がないものも多いため注意が必要だ。

カテゴリー2．予防医学を推進する案

医療費削減案のひとつに予防医学の推進がある。また健診、健康診断を積極的に行う、禁煙を勧めるといったものもある。確かに健康に良いことをすれば病気が減り一見、医療費削減につながりそうだ。しかし実際には予防医学のうち医療費削減に効果のあるものは全体の20％程度と言われている。

病気には内因性のものと、外因性のものとがある。内因性のものには、がん、脳卒中、心筋梗塞、糖尿病、高血圧症などが含まれる。体の中に病気の原因があるものだ。一方、外因性のものには肺炎、肺結核、腸炎などの感染症や骨折などの外傷が含まれる。このように分けて考えると予防医学が最も効果的なのは外因性の病気であると分かる。予防医学、公衆衛生学の発展は中世ヨーロッパでのコレラの流行から始まった。つまり感染症、ウィルスや細菌などの微生物が人体に感染し引き起こす病気の克服から公衆衛生学、予防医学は発展した。医療が発達した現在でも完全に克服できていない感染症は多い。これらの感染症対策が最も重要かつ効果的な予防医学になるだろう。感染症の予防、

制圧が有効な例。

例えばコレラ、結核、細菌性肺炎、インフルエンザ、ヘリコバクターピロリ菌の感染による胃潰瘍、肝炎などである。

外傷については自動車にシートベルトやエアバッグが装備されたことにより交通事故による死亡数が激減したという事実がある。これからは高齢者の転倒が原因となる骨折を予防する方法が必要であろう。予防医学を推進するならば、まずこれらの外因性の病気、外傷に対する予防医学が効果的であり、まず取り組むべき予防医学であろう。

カテゴリー3．　物理的な無駄をなくす案

医療には物理的な無駄もある。ひとつは残薬の問題だ。一説によると日本国内の残薬の合計は年間１０００億円にもなるという。この残薬を有効活用して医療費を削減することが提案されている。

残薬はどうして発生するのか。

抗がん剤などはおもにバイアルという瓶に入った状態で売られている。ここに１００㎎のバイアルと50㎎のバイアルがあるとしよう。患者へ投与する場合は３㎎／kgと決められているとする。体重１kgあたり３㎎という計算だ。このように薬は患者の体格、体重や体表面積によって投与量が決められていることが多い。話を戻す。体重が50kgの患者であれば投与量は３㎎／kg×50kg＝１５０㎎となり、１００㎎のバイアルと５０㎎のバイアルがそれぞれ１本ずつ使用され残薬は発生しない。体重が60ｋの場合はどうだろう。投与量は３㎎／kg×60kg＝１８０㎎となる。１００㎎のバイアル２本か１００㎎のバイアル１本と50㎎のバイアル２本が必要だ。しかし、いずれの場合も20㎎は残薬となる。通常、この残薬は破棄されている。つまり捨てられているのだ。この捨てられている薬の値段の合計が日本では年間に１０００億円と言われている。

この残薬を有効に活用しようとする提案がある。この捨てられている薬を他の患者にも投与し使い切ろうとする案だ。しかし、薬は滅菌状態で密封されており開封した場合はすぐに使い切らなければならない。同じ薬を必要とする患者が同日、同時刻、同じ病院にいなければ成り立たない方法であるため現実的にはほぼ不可能な提案だ。

もうひとつの案としては、薬を使い切るためにバイアルの販売単位を小さくする方法がある。先の例では10㎎のバイアルがあれば残薬は発生しない。しかしこれには生産コストが余分に必要なため製薬業界は反対するだろう。また生産コストが余分に発生するため残薬は無くなっても薬価そのものが上昇するかもしれない。しかし高額な薬剤については公的医療費削減のために最小単位のバイアルの販売も指導すべきであろう。


ここで抗がん剤について解説しておく。

抗がん剤治療とは何か。その前に「がん」とは何かについて説明しておこう。

がん、は病気の一種である。日本人の死因、死亡原因の第一位は癌、がんである。

ヒトや動物のあらゆる細胞は日々、細胞分裂し増殖して、寿命がくれば死滅するということを繰り返している。この細胞の遺伝子のどこかに異常が発生し無限に細胞分裂、増殖を繰り返すようになった状態が、がん、である。肺がん、乳がん、胃がん、大腸がんなどだ。

細胞が無限に増殖すると本来の体の形と異なる部分として現れる。イボやポリープなどだ。これを腫瘍という。それがさらに進行すると肺や肝臓やリンパや脳や骨などに転移し広がり人の命を奪う。つまり死に至る病気だ。

このがんの三大治療法がある。手術、放射線治療、そして化学療法つまり抗がん剤治療だ。

手術は腫瘍を切り取り体外に除去することによって治癒させる方法で、がんの治療法のなかで最も古典的ではあるが現代においても最も確実性の高い治療法である。放射線治療は文字通り放射線を患部、腫瘍に照射し腫瘍を死滅させることにより治そうとする治療法である。そして抗がん剤治療は化学物質を体内に注射し、あるいは内服薬として投与し、がん細胞を死滅させ治そうとする治療法である。


物理的な無駄のもうひとつは二重検査や重複投薬だ。

これは日本の医療制度によるフリーアクセスの弊害とも言える。フリーアクセスとは患者が自由に、いつでも、どこでも医療機関、医療施設を受診できる体制のことだ。これによって患者は自由に自分に合う病院や医師を選ぶことができる。自由は何よりも大切だ。この制度は理想的であり守っていくべきであると考える。ただ、このフリーアクセスにより二重検査や重複投与が発生することもまた事実である。医師による診察がなければ検査や投薬はできない。これは法律に定められている。つまり二重検査や重複投与は少なくとも複数の医師の診察があって発生している。通常は複数の病院や医院を受診して発生する。ときには医師のケアレスミスで発生することもあるのだが、ここではないものとして議論を進める。

分かりやすい事例を紹介しよう。

『ある患者が午前中にＡクリニックを受診。おなかが痛いためレントゲンやＣＴ検査（コンピューター断層撮影装置）や血液検査を受け腸炎と診断された。点滴をして、内服薬が処方され帰宅した。しかし夜中になり再び下痢と腹痛の症状が出た。Ａクリニックに電話するがつながらない。Ａクリニックは無床クリニックのため夜間は全く連絡がとれない。無床クリニックとは入院設備のないクリニックである。そのためＢ病院の救命救急センターを受診した。経過、病歴という、を医師に話す。Ａクリニックでの検査結果は入手困難だ。そのためＢ病院でも検査を行う。その結果は同じ腸炎の診断で点滴を行う。Ａクリニックで処方された薬は患者が家に置いてきたためＢ病院の医師は分からない。結局、Ｂ病院でも同じ内服薬が処方され帰宅した』

このようなことは頻繁に起きている。二重検査、重複投薬はこのようにして発生しているのだ。

この問題はどのようにすれば解決できるのか。

ひとつは、Ａクリニックが24時間３６５日、受診した患者の情報を他の医療機関へ提供できるようにすること。

もうひとつは、Ａクリニックが夜間、休日や診療時間外に対応できないのであれば高額な検査や投薬を行わないようにすることである。つまり海外のホームドクターのように総合診療専門医として診察中心の医療を行う。

このふたつの解決法が考えられる。

クリニックや医院、診療所、特に無床診療所は今後どうあるべきか議論すべきであろう。

カテゴリー4．保険範囲を縮小する案

医療費削減案のひとつに保険範囲の縮小がある。

これについて議論する前にまず「保険の範囲」について解説しよう。医療にはさまざまな診断方法や治療方法、検査や薬、手術方法がある。これらについて、すべてが日本で認められている訳ではない。日本国内で認められていない投薬や手術を行えば薬事法違反や医師法、医療法違反となる。またある診断法や治療法が認められていたとしても公的保険診療で認められるかどうかは中医協、中央社会保険医療協議会、で決定される。この中医協で決定された公的保険で認められる医療が「保険の範囲」だ。

「保険の範囲」について、われわれは意識しているだろうか。

今は科学的に有効性が証明された大部分の診断方法や治療方法が保険で認められている。日本では高度医療までが公的保険で認められている。それが医療費増大につながっているという議論だ。医療における保険範囲の縮小の議論は

3つに分けられる。

1）高額医療を「公的保険の範囲」から外す。

2）一般的な軽症の病気や生活習慣病を「公的保険の範囲」から外す。

3）混合診療の解禁。

それぞれについて解説しよう。

高額医療を「公的保険の範囲」から外す

医療における公的保険。日本では国民皆保険制度がある。

そもそも公的保険の目的は何か。

すべての国民が安心して必要な医療を受けられるようにすること。

すべての国民、安心して、必要な医療、の3つがキーワードだ。

どの地域に住み、どのような年齢でも、どのような病気でも医療を受けられる。貧富の差がなく、自己負担も少なく、病気を治すために医療を受けられる。それが大切だ。そしてそれは必要な医療でなければならない。この大切な理想的な医療制度を持続可能なものにするために、そしてさらに充実したものにするために。公的保険で認められる医療は必要なものでなければならない。必要かどうか意見が分かれるような不必要な医療は公的保険で認められるべきではないのだ。

「お金と健康と一体どちらが大切なのですか」という議論がしばしば見受けられる。

現実社会の医療を理解していないのだろう。

例を挙げる。

例えばある病気、命に関わる病気があるとしよう。

ある薬Ａでは平均余命は4か月間。しかしもうひとつの薬Ｂでは平均余命が5か月間であるとする。薬Ａの値段は1か月間で10万円。薬Ｂの値段は1か月間で100万円とする。あなたは薬Ｂを「公的保険の範囲」に入れるべきだと思いますか。それでも薬Ａより薬Ｂのほうが1か月間長く命を救えるのであれば認めるべきだという人もいるだろう。

では薬Ｂの値段が1か月間で1000万円だったらどうだろうか。

1億円では。

10億円ではどうだろうか。

それでも「公的保険の範囲」に入れるべきであろうか。

現実社会では実現可能な医療について考えなければならない。公的保険ならなおさらだ。

高額医療を「公的保険の範囲」から外すためには、
ひとつは自己責任で民間の高額医療保険に入ることができる制度があること。

もうひとつは、高額医療が受けられなくても公的保険での代替治療があること。

このふたつの条件が必要であろう。

一般的な軽症の病気、生活習慣病を「公的保険の範囲」から外す

公的医療保険、国民皆保険制度の目的についてはすでに触れた。すべての国民が安心して必要な医療を受けられる、

というのがその目的だ。そこで疑問が浮かぶ。例えば単なる風邪で病院を受診することが国民の望んでいる必要な医療だろうかと。風邪をひいたことのない人はいないだろう。医学的には急性上気道炎、感冒という。咳、鼻水、のどの痛み、発熱が主な症状だ。通常、放置しても2，3日間の経過で症状は軽快する。風邪もこじらせると肺炎などの重症の病気につながることもある。しかし、風邪の症状が出て初日から病院を受診する必要があるだろうか。それは国民が望んでいる必要な医療であろうか。風邪に代表される軽症の病気は「公的保険の範囲」から外してよいのではないかと思う。また生活習慣病と言われる病気。例えば糖尿病や痛風、高血圧症、高コレステロール血症、高脂血症などがある。これらも「公的保険の範囲」から外そうという意見がある。これには私は反対だ。確かに薬も発達したためこれらの疾患の治療は比較的に容易になった。また患者数も多いため医療費削減のための案に挙げられるのも無理はない。納得できるところもある。しかしこれらの疾患は無症状で経過したとしても後に脳卒中や心筋梗塞などの重大な疾患を引き起こす原因となる病気だ。予防医学の観点からの重要な病気と言える。したがって公的保険で治療すべきであると考える。ただこれらの生活習慣病はあまり病状に急な変動がないものが多い。毎月、病院を受診する必要はほとんどの場合ないだろう。現行の方法を変更して、公的保険では3か月に1回程度の受診のみ認めることにすれば無駄な医療費を削減できるだろう。

混合診療の解禁について

混合診療とは何か。

混合診療とは公的保険を使える診療は保険診療で行い、公的保険で認められていない部分を自費診療、自由診療ともいう、で行うというものだ。混合診療は日本では認められていない。仮に混合診療を希望した場合はどうなるのか。

自費診療は公的保険が適用されない診療である。厚生労働省が公的保険診療として承認していない薬剤を使用したり治療をしたりすると自由診療となり、公的保険が本来、認められている部分も含めて治療費が全額自己負担となる。これが混合診療の禁止だ。

混合診療は平等な医療を受ける機会を保障した皆保険制度の主旨に反するからである。しかし最近の高額な薬剤や高額医療機器の登場は状況を変えた。すべての高額な医療、高額な薬剤、高額な医療機器が公的保険で認められると公的保険の財政は破綻するだろう。ならばこれらの高額な医療を公的保険で認めなければよいのであるが、これらの高額な医療を必要としている患者もいる。このジレンマの解決には混合診療の解禁しかないという意見もあるのだ。

しかし混合診療解禁の問題点は先に述べたように平等な医療を受ける機会を保障した我が国の皆保険制度の主旨に反するということ。そしてもうひとつ問題がある。

医療事務職員の仕事量が膨大になるということだ。

すでに医療事務の仕事量は多い。さらに混合診療が解禁されれば、

医療費の計算自体の作業、

保険範囲と保険外範囲の仕分け作業、

保険外診療の是非について患者本人や民会保険会社への問い合わせや許諾確認作業が必要になるからだ。公的保険診療と混合診療ではこれだけさまざまな面で違いが生じるのである。混合診療を解禁する場合は医療事務職員の手当分の費用は自己負担とすることが必要であろう。

私は混合診療を解禁すべきではないと考えている。

公的保険を「公的基礎医療」と「公的保険医療」の二階建てとし、自由診療と大学病院などでの治験があれば、ほぼすべての医療が受けられると考えているからだ。

カテゴリー5　薬価や診療報酬、人件費など医療コスト自体を減らす案

薬価や診療報酬、人件費など医療コスト自体を減らす。


次の医療費削減案は薬価や診療報酬、人件費など医療コスト自体を減らそうというものだ。

まず薬価について考える。薬価とは日本の医療における薬剤の公定価格のことである。

薬剤費は医療費のなかでかなりの割合を占める。

また最近、高額な薬剤、例えば年間の薬剤費が５００万円や１０００万円を超える薬も現れた。これらの薬剤費が医療費を増大させ財政を圧迫している。その打開策として後発医薬品、ジェネリック医薬品の利用拡大、普及という方法が挙げられた。

薬は長年の研究により開発され市販されるようになる。薬を開発した企業には通常、特許が与えられる。新規薬剤の価格にはこの特許権に伴う価格が設定されるため高額になりやすい。しかし開発され20年も経つと特許権はなくなり他の会社も自由に製造、販売できるようになる。これが後発医薬品、ジェネリック医薬品だ。研究開発費を必要としない分、当然、価格を安く設定できる。先発医薬品よりも後発医薬品は30％から50％ほど安いと言われている。これらのジェネリック医薬品を積極的に使用して医療費を削減しようとしている。すでにこの方法は医療現場で行われている。

医療関係者の給料を減らす

医療費は人件費、薬剤費、医療材料費などから成ることはすでに説明した。

このなかで人件費を減らせば医療費を抑えられるという発想だ。

医療には実にさまざまな職種が関わっている。医師、看護師、薬剤師、臨床検査技師、放射線技師、理学療法士、栄養士、介護士、医療事務員などだ。複雑な人体、生命に関わる仕事のため多種多様な職種が必要なのだ。これらの人件費を大きく減らせば確かに医療費を削減できる。しかし次に何が起こるか。割に合わない仕事であれば離職が始まる。看護師、介護士が不足するだけで医療現場は大混乱となる。病院は1日たりとも休めない。生命を預かっているからだ。大幅な人件費削減はストライキなどの危機的状況を誘発し医療崩壊につながるだろう。人件費削減には常にリスクが伴うことも忘れてはならない。

「出来高払い制」をやめて「包括払い制」とする

「出来高払い制」をやめて「包括払い制」にする方法も提案されている。そして一部の医療機関ではすでに導入されている。ＤＰＣがその典型的な例だ。

「出来高払い制」とは何か。

文字通り医療施設で行われた診療行為、診断、治療のすべてに報酬を与えるものである。診察料がいくら、レントゲンを撮影したらいくら、肺炎と診断して抗生物質を1日3回、10日間にわたり点滴すればいくら、とすべて合計したものが医療施設に支払われる仕組みだ。

では「包括払い制」とは何か。

例えば肺炎と診断された患者の1日あたりの入院医療費を先に決めて支払う仕組みだ。この場合、レントゲンを何回撮影しても診療報酬は同じになる。つまり医療施設から見ると過剰な医療行為はその分、医療施設側の損失になるという制度である。「包括払い制」の利点は医療施設が過剰な医療行為を控え、診断・治療を工夫するようになるということだ。しかし一方で欠点もある。肺炎と診断された患者については一律、同じ金額が支払われるため治療コストのかかる患者や治療が難しい患者を避けるようになる傾向があるということだ。しかし長年、継続されてきた「出来高払い制」はやはり漫然とした過剰な医療を誘導する傾向があるため廃止すべきであろう。

医者の給料を下げて医療費削減？

医療費増大に対する対策案で必ず挙げられるものがある。

「医者が高給取りだから医療費が高くなるのだ、医者の給料を下げさせるために医者をどんどん増やして競争させよう、そうすれば市場原理で医療費は下がる」というものだ。

実際に、ある経済学者が雑誌に載せた意見だ。一見、正しいようにある。だが実は正しくない。すでに解説したが、医療費は医師の給料だけではない。つまり医師の人件費だけで成り立っているわけではないのだ。医師の他にも、その10倍以上いる看護師の人件費、薬剤師、検査技師、放射線技師、理学療法士、医療事務員などすべての職員の人件費が含まれる。また病院や医療器具の維持費、減価償却費も含まれる。それに薬剤費、骨折の手術に使う医療材料費などは数十万から数百万円もするものもある。患者の診療に必要な、これらすべてを合わせたものが医療費なのだ。

したがって前述の意見のなかで正しいのは「医者をどんどん増やして競争させよう、そうすれば市場原理で医者の給料は下がる」という理論であって、「でも医者の単価は下がるが医者の人数は増えるので（全体でみると）（国民）医療費は下がらない」が結論だ。

またあるベンチャー企業の社長がこんな意見を雑誌に投稿していた。

「医者は医師免許がなければできないから既得権益を獲得している、だから医療費が高い、医療がよくならない、誰でも医業ができるようにするべきだ」と。

医療を免許制ではなく自由開業制にすべきだという意見だ。商売くらいに考えているのであろう。この意見も経済学者の意見と同じだ。医療というものをまったく分かっていない。

完全な市場原理は医療に馴染まないのだ。医療は命に関わる仕事だ。また命が助かっても診療に問題があれば一生、治らない後遺症を負うこともある。取り返しのつかない性質の経済活動なのだ。物の売買であれば返品や損害賠償請求すれば原状回復できることが多いだろう。人体、生命はそういう訳にはいかない。したがってある程度のクオリティー、質、を保証できる者が行うべきなのだ。それが医師免許だ。社長の理論からすれば規制緩和すれば市場原理が働きすべての経済活動が良くなるという内容だ。では例えば、食品添加物として何を加えてもいいし、なにも表示しなくてもいいとなったらどうだろう。スーパーで食品を選ぶ場合に不安にならないだろうか。あまり深く考えない人は、とにかく安く、美味しいものを買うかもしれない。でもその食品に人体に有害なものが含まれていて、数年後に健康被害が出たらどうなるのか。個人の責任であろうか。不安な社会が広がるだけである。すべてが市場原理で解決するわけではないのだ。

カテゴリー6　自己負担を増やす案

医療費削減案のひとつに自己負担を増やす案が提案されている。窓口負担の増額、窓口負担の割合を引き上げ、高齢者負担の引き上げ、かかりつけ医以外を受診した際に窓口負担を増額、といった案だ。よく新聞で報道されているのを見かけるはずだ。最も一般的な医療費削減案といっていい。ただ、この方法にはふたつの問題がある。

ひとつは自己負担を増やす案というのは医療費を削減する方法ではないということだ。厳密に言えば、これは医療費の財源をどうするかという議論であって決して医療費自体を減らす方法ではない。もうひとつの問題は自己負担を増やすことにより患者の経済的負担が大きくなることだ。経済力のない患者では医療施設の受診をためらうことにつながる。つまり医療へのアクセス制限になってしまう。貧富の差がなく公平、平等に医療を受ける機会を保障する国民皆保険制度の理念に反するものだ。国民皆保険制度では国民は「いつでも、どこでも、どのような病院・医院でも」受診することができる。これをフリーアクセスという。「受診の自由」と訳すとしよう。この自由には時間的な自由、地理的な自由、そして病院・医院の種類、種別の選択の自由も含まれる。さらに公的医療では全国一律の値段で医療を受けられる自由も含まれている。ここに「窓口負担を増やす」案を実行したとする。全国一律の値段で医療を受けられるとはいえ、窓口負担が増えれば経済的な負担は増す。

そうするとどうなるか。

ちょっとやそっとの病気や怪我では病院・医院を受診しなくなる。「受診を控える」という現象が生まれる。これがアクセス制限だ。アクセス制限とは受診制限であり、ゆるやかなアクセス制限はゆるやかな受診制限だ。受診制限するとどうなるのか。本当に具合の悪い人、重大な病気や怪我の人までも受診を控えることにより、さらに重症化し、最悪の場合、命を落とすことになるのだ。

このように一見、自己負担を増やすという方法が平等、有効であるように思えるが、問題のある方法であるということが分かるだろう。

自己負担を増やす案について：「応能負担」と「応益負担」

医療費増大の問題はふたつに分けられる。

ひとつは医療費増大をどのようにして抑えるか、削減するかという支出の問題。

もうひとつは医療費の財源をどうするかという収入の問題である。

社会保障制度改革国民会議では「医療が変わらなければならない」と発信された。

そして「国民も医療に何を望むのか議論すべきだ」とした。

そのうえで支出の問題を考えなければならない。また会議では「社会保障制度では自助、共助、公助の適切な組み合わせが必要だ」と発信された。つまり収入の問題についても考えなければならない。

自己負担を増やす案について。

医療費増大について新聞やテレビで報道されるとき必ずと言っていい程、窓口負担割合についても報道されている。「高齢者も窓口負担2割へ」などだ。

「窓口負担」とは。

その名の通り、病院やクリニックで診察を受けた後、帰る前に「会計窓口」で支払う金額のことだ。自由診療においては診察料、治療費のすべてを窓口で支払うことになる。全額自己負担ということだ。「高齢者も窓口負担2割へ」は公的保険診療での負担だ。日本は皆保険制度を採用している。日本においては、すべての国民は何らかの公的健康保険に加入し日ごろから保険料を納める。そして病気や怪我の治療のために病院や医院を受診した際には診療費の一部のみ自己負担し残りは保険から支払われている。この「一部のみ自己負担」がいわゆる「窓口負担」だ。「自己負担を増やす」案はこの「窓口負担」を増やすということだ。

「自己負担を増やす」案の理念は何だろう。

何も伝わらない。

そもそも「自己負担を増やす」案は増大する医療費の財源をどうするかという議論であり、医療費削減案ではない。収入の問題の議論である。日本では医療費の財源の割合が、保険料（48・5％）、公費、国費（38・1％）、自己負担（窓口負担）（12・7％）、の順になっている。したがって医療費が増大し続ける今、自己負担の割合をもっと増やそうという発想自体は理解できる。国としては「公助、共助、自助」のバランスが悪いという理由を挙げるだろう。国民皆保険制度が「共助」の制度であるはずなのに保険料未納者、滞納者が増えているため機能不全に陥っている。そして近年、「公助」が急激に大きくなっている。このままでは国家財政は破綻する。「自助」を増やすしかないという発想だ。

しかしこの案には大きな問題があるのだ。

社会保障の考え方に「応能負担」と「応益負担」がある。「応能負担」とは支払い能力に応じて負担することである。税金のうち所得税や住民税などがこれにあたる。「応益負担」とは利益を得た人がその利益に応じて負担することである。医療費の「窓口負担」がこれにあたる。日本の社会保障費の負担について考えるとき、はたして日本の「応能負担」と「応益負担」は最適なのか。日本の皆保険制度において国民は税金を納め、公的健康保険料を納めている。さらに病院、医院を受診した際に医療費の一部を自己負担するとなれば、これはもう三重苦である。そのような状況のなか、さらに「窓口負担」を増やすという案は適切ではないだろう。さらに言えば公的健康保険の保険料未納滞納が600万世帯あるという事実を忘れてはならない。医療費により三重苦を負担している人々がいる一方で、全く医療費を負担していない人々がいるという事実がある。

これはもう法の下の平等に反する。

真面目に税金や保険料を納めながら生活は苦しく少しずつ命を縮めている人々もいる。生活苦による過労や鬱病による自殺、栄養失調の事例もある。病院に行って初めて病人になるのではない。社会環境や生活環境が病気を作る場合もある。

では「応能負担」と「応益負担」の最適化をどうするか。

結論から言えば、公的医療を「公的基礎医療」と「公的保険医療」の二階建てにすべきであると考えている。そして「公的基礎医療」は、すべての国民が無条件で受診できることにする。自己負担・窓口負担なしである。財源はすべて国費である。しかしすべてが無料となると軽症での受診が増えるかもしれない。それを抑制するために、「公的基礎医療」においても外来診療は一律、窓口負担を1割とするのだ。そうすれば平等である。でも生活困窮者や生活保護者は払えないのではないか、という疑問が出てくる。しかし対策はある。

現代はデジタルの時代である。１００年分の記録も容易である。公的医療で窓口負担を払えない人は「公的医療負債」が記録されることにする。一生涯である。そしてそれらの人々が返済できるようになったときに利子を付けて払うようにすればよいのだ。回収は国税局の役目にする。いまは生活困窮者でも将来に宝くじが当たることがあるかもしれないし、芸人として成功し一気に億万長者になることもあるかもしれない。マイナンバーがある時代である。すぐに国税局は情報を収集できるであろう。いまは「窓口負担」を払えない人も、将来に「公的医療負債」を利子付きで返さなければならない可能性があるとなれば、軽症での頻回の病院受診を控え、本当に必要な医療だけを受けるようになるだろう。記録や将来のペナルティーの可能性を示唆するだけでいいのだ。これで無計画な必要のない受診は減るだろう。本当に必要な医療なのか患者自身が一旦、考える余地を与える。ゆるやかなアクセス制限である。公的医療の資源は無限ではないため必要な医療とは何かを患者自身が考えるシステムが必要だ。

話を戻す。

「公的基礎医療」は健康、生命の維持に必要な基本的な医療を行う場合に適応されることにするのだ。これによって、すべての国民は貧富の差がなく誰もが望む医療を受けることができる。そう、国民皆保険制度の理念そのものだ。

「公的保険医療」は高額な医療にのみ適用すればよい。例えば年間の治療費が３００万円や４００万円を超えるような、つまり国民の平均所得を超えるような治療に限定する。当然、公的医療保険に加入している国民にのみ適用させ窓口負担も納めさせる。そうすれば健康保険料未納者・滞納者と保険加入者の間の不公平は是正される。

このような提案、公的医療の二階建てを提案するときに必ず反対意見があるだろう。「医療を受けられる人と受けられない人があるのは人道的に許されない」「憲法で保障された法の下の平等に反する」と。

まず「医療を受けられる人と受けられない人がでてくる」という反対意見について。

公的医療を二階建てにすることにより基本的な医療は公的基礎医療によりすべての国民が受けられるため「医療を受けられない人がでる」というのは事実ではない。

それでも「高額な医療は受けられない人が出てくる」という反対意見があるだろう。

しかし、よく考えてみよう。

現行の医療制度でも日本国民がすべての医療を公的医療で受けられる訳ではないのだ。

日本の国民皆保険制度。

その公的医療には「保険適応」というものがあり、すべての診断・治療手技、薬剤などが公的医療で認められるか、認められないか定められている。「保険適応」になっていない、認められていない医療を受けるにはどうすればよいのか。

自費診療である。

つまり裕福な人しか受けられない医療が現実に、すでにあるのだ。例えば海外での臓器移植手術や高額な歯科治療など例を挙げればきりがない。それに対しての反対意見はどういうわけかあまり聞かれない。矛盾している。

それに公的医療を二階建てにした場合の公的保険医療においても、公的保険に加入し保険料を納めていれば、いつでも国民は高額な医療も受けられるのだ。

機会は均等だ。働く意欲、モチベーションにつながるだろう。もちろん納税の能力のない未成年者は保険料納付義務から除外されるべきだ。

なぜこれまでの医療費削減案は有効ではなかったのか

これまでの医療費削減案を挙げ解説した。

これまでさまざまな医療費削減案が提案された。それらのうち一定の成果を挙げているものもあるだろう。しかし全体としてはまだ十分ではない。毎年、医療費が増大しているのはその証拠である。いずれの方法も一長一短あり最善と言える決定的な方法はない。それぞれの方法は医療費削減の部分的な作用しかないものばかりだ。つまり抜本的な解決法はこれまで提案されていない。そして次のような特徴のあるものといえる。


理念がない。

部分的な作用しかない。つまり抜本的な改革ではない。焼石に水。

平等ではない。法の下の平等に反する。

実現可能性が低い、実現不可能。

実現可能であったとしても、いつ実現するか分からない、長期間を要する。


なぜか。

それは医学知識の不足が原因であろう。また多くの経済学者は医療現場にいないため発想がどうしても数字と窓口負担の議論に集約されるからだ。医学、医療から発信する医療経済学が必要だ。必要とされる改革はどのような特徴を持つものになるのか。

改革に必要な条件は。

すべての国民に平等に（平等）
実現可能であり（実現可能性）
すぐに実施できて（早期実現）
できるだけ医療の全域に関わる改革であり（医療全域）
大幅な医療費削減が可能な方法（抜本的改革）
である。
そして社会保障制度改革国民会議で示された理念に合うものである。
つまりキーワードは平等、実現可能性、早期実現、医療全域、抜本的改革、理念、である。

しかし短期間で医療費を適正化する方法はないとされてきた。また医療費をめぐっては多くの利害関係者が存在するため改革が難しいとされている。

だが現在の日本の状況に鑑みると医療改革を抜きにして国家の破滅を防ぐ方法はもうない。

医療改革を行わなければ必ず日本は破滅する。

医療にも「優先度」Priority を導入する必要があるのだ。

医療費が増大する理由：市場原理のない医療

医療費増大の原因は何か

どのようにすれば医療費増大を止めることができるのか。

それを考える前に医療費増大の原因は何か、を考える。

医療費増大の原因。

これまでは高齢化と医療の高度化が原因であるとされてきた。

それぞれについて考えてみる。


まず高齢化について。

高齢化社会ではなぜ医療費が増大するのか。人はみな、いつか老いて老人になる。高齢になれば身体機能は低下する。内臓の働きも衰える。したがってさまざまな病気になりやすくなる。心筋梗塞や脳卒中、肺炎などのいろいろな病気に罹りやすくなる。また身体機能が衰えるため怪我もしやすい。骨折など、入院、手術が必要な怪我も多くなる。だから高齢化社会では医療費が増えるのだ。

では具体的に高齢になるとどの程度、医療費は増えるのか。

（総務省、厚生労働省の調査結果より）

日本の年齢別、年齢階級別の年間の医療費のデータがある。

65歳から69歳までの患者の医療費は全体の10・9％である。

同様に、

70歳から74歳までが12・4%、

75歳から79歳までが12・3%、

80歳から84歳までが11・5%、

85歳以上が13・3%である。

したがって65歳以上の患者が全体の医療費の6割以上を占めていることになる。

そして高齢になればなるほど医療費が高額になるという結果が分かる。

年齢別の一人あたりの年間医療費のデータもある（平成22年調査）

75歳から79歳が年間に76・1万円。

同様に80歳から84歳が89・1万円。

85歳から89歳が98・7万円。

90歳から94歳が106・7万円。

95歳から99歳が115・2万円。

100歳以上になると118・5万円であった。

つまり80歳を越えると年間におよそ100万円の医療費を要することが分かる。

病気や怪我を克服して長生きした結果、高齢化社会になった。昔は若くして肺結核や胃がんで亡くなる人も多かったが今はもうこれらの病気も治る時代になった。その結果が高齢化社会だ。長寿社会であり喜ばしいことである。しかし反面、高齢化すればするほど医療費が高額になるという事実もあるのだ。

そして2015年には80歳以上の人口が初めて1000万人を突破した。人口の7・9%である。また100歳以上の高齢者も６万人を超えたのだ。

次に医療の高度化について。

医療の高度化により医療費は増大する。

昔は医者が患者ひとりひとりに聴診器をあて触診し診察するしか方法がなかった。検査と言えば、せいぜいレントゲン検査と血液検査くらいであった。しかし現代医学の進歩は著しい。ＣＴ（コンピューター断層撮影）検査やＭＲＩ（磁気共鳴画像）検査、ＰＥＴ検査など高度な検査方法が登場した。これら高度な検査方法は高額だ。

また薬も高度化、高額化している。

有名な抗がん剤などは年間治療費が三千万円を超えたことで話題となった。分子標的治療薬や免疫チェックポイント阻害剤と呼ばれるものだ。抗がん剤だけではない。肝炎の治療薬やリウマチ、自己免疫性疾患の治療薬なども高額なものが続々と登場している。

治療技術・治療手技も高度化している。

最も分かりやすい高度医療は臓器移植治療だ。

平成の時代に初めて公的医療として認められた。心臓移植、肺移植、肝移植など。臓器移植治療は高度な医療であるため、その医療費も高額になる。その他にも脳卒中や心筋梗塞などの治療は高度医療が多く高額な医療費になることが多い。

市場原理のない医療

医療費が増大し続ける理由。

そのひとつに市場原理のない医療が挙げられる。

市場原理とは何か。

経済用語のひとつ。

「市場」に参加するものが自己利益を追求する。それにより需要と供給の過不足が自動的に調整され最適化する。アダム・スミスのいう「神の見えざる手」である。その結果、低価格で質のよいものを提供できる。このような仕組み、機能が市場原理だ。

市場原理においてはアクセス（利便性）、クオリティー（質）、コスト（価格）のすべてを同時に満たすことは困難であるとされる。これをトレードオフの関係という。

アクセスとは利便性、利用の容易さである。

クオリティーとは質、品質である。

コストとは価格、金額である。

例を挙げよう。

美味しいと評判の食堂があるとする。

ここは値段も安い。つまりクオリティー、コストの2点で優れていると言える。

しかし、そうするとどうなるのか。

人気のある店であるため客が殺到してしまう。行列ができるほど繁盛し客の待ち時間が長くなる。ときには売り切れで閉店となり食べられないかもしれない。

つまりクオリティー、コストは優れているがアクセス利便性が低下してしまう。

このような例は多いだろう。

もうひとつ例を挙げる。

美味しいと評判の食堂がある。そして値段も安い。ここまでは先の例と同じだ。

しかしここからだ。

多くの客が殺到するため、なるべく客を待たせないで食べてもらうために食堂を改装し大きくして従業員も増やした。

そうするとどうなるのか。

食堂の改装費用や従業員の給料など店の事業費が増えるため食堂で提供する定食の値段を上げることになった。

つまりアクセスとクオリティーを維持したためコストの面では不利になったのである。

このように市場原理においてはアクセス、クオリティー、コストのすべてを同時に満たすことは困難なのだ。それがまさに需要と供給の過不足の自動調整とも言える。


しかし日本の医療には市場原理がない。

だから需要と供給の過不足の調整ができていない。だから無駄が多く医療費が増大しているのだ。

例を挙げる。

「なぜ大病院に患者が集中するのか」

「なぜ夜間や休日に軽症で救急外来を受診する患者が多いのか」

「健康保険料未納者がなぜ増えているのか」

「なぜ病院やクリニックは、そろいもそろって日曜日や祭日に休むのか」

「なぜ休日や夜間に診療しないクリニックが多いのか」

「なぜ日本では診療の際に多くの検査を勧めるのか」

これらの問題は実はすべて医療における市場原理の欠如が原因である。

なぜこれらの問題が解決しないのか、どのようにしたらこれらの問題が解決できるのか。

「医療」「市場原理」の、ふたつのキーワードで解説できる。


日本の医療では市場原理が機能しない制度になっている。

なぜか。

日本における国民皆保険制度では「平等」が原則のため「一律」が基本になっている。

したがって「工夫」や「努力」で「得する」仕組みがない。これは患者側、医療側の双方に言えることである。具体的に言えば、いつでも、どこでも、どの病院やクリニックを受診しても基本的には、ほぼ同じ値段の医療費自己負担額となる制度である。また医療側から見ると、いつでも、どこでも、どのような医療機関で診療しても、ほぼ同じ診療報酬を獲得できる制度である。「平等」「一律」という良い面がある反面、悪い面もある。市場原理に良い面と悪い面があるのと同じである。医療において市場原理が機能しない悪い面とは何か。それは全体として高コストとなることだ。つまり医療費増大とサービスの低下につながる。


日本の医療では市場原理が機能していない。

具体的に言えば、アクセスとクオリティーがどうであれコストは固定されている。

これを患者側からみてみると、コストが固定されているのだから、より良いアクセスとクオリティーを求めて行動するようになる。

次に医療側からみてみると、コストが固定されているのだから、アクセスやクオリティーの改善の努力をやめるようになる。クオリティーの改善の努力は医師のプライドにかけて維持するかもしれない。しかしアクセスの改善についてはすぐにやめるだろう。

ひとつずつ解説しよう。

「なぜ大病院に患者が集中するのか」

大病院。

どのようなイメージであろうか。

専門医が在籍し高度医療を担う。つまりクオリティーが高い。そして大病院には救命救急センターが併設されていることが多い。救命救急センターは24時間３６５日、休まず診療している。つまり夜間や休日に急に体の具合が悪くなっても同じ病院で診てもらえる。アクセスが良いのだ。しかも患者の診療費自己負担額はクリニックを受診した場合と比べてほとんど変わらない。つまりコストが変わらなければアクセス、クオリティーの良い大病院を受診するのは当然なのだ。

「なぜ夜間や休日に軽症で救急外来を受診する患者が多いのか」

軽症とは何か。

軽い症状のことである。

風邪や小さな浅い傷などのことである。

軽症でも夜間や休日に救命救急センターを受診する患者が多い。

なぜか。

いつでも、どこでも、どの医療機関を受診しても、ほぼ同じ医療費自己負担額だからだ。夜間や休日を避けて平日に受診するとなれば仕事や学校を休まなくてはならないから、そんな理由もよく聞く。軽症での夜間、休日の受診の場合、自己負担額が高くなるようであれば、軽症での受診は激減するだろう。


「健康保険料未納者がなぜ増えているのか」

健康保険料未納者はなぜ増えるのか。

もちろん経済的困窮という理由もあるだろう。しかしそれだけではない。

日本では健康保険料未納者でも保険料を納めている者と同じ医療が受けられるという事実も無関係ではないだろう。健康保険料を納めている者と納めていない者で受けられる医療に差がないのは逆に差別を生み出している。


「なぜ病院やクリニックは、そろいもそろって日曜日や祭日に休むのか」

なぜ病院やクリニックは、そろいもそろって日曜日や祭日に休むのか、という批判も多い。

基本的に日曜日や祭日に従業員を出勤させようとすると事業所としては人件費が高コストとなる。そして日曜日、祭日に診療したとしても平日の診療と比べて診療報酬はほとんど変わらない。だから日曜日、祭日は休診しているのだ。つまり高コストのサービスを提供しても、医療を提供しても高い収益は得られない。だから病院やクリニックは日曜日や祭日に休むのだ。


「なぜ休日や夜間に診療しないクリニックが多いのか」

これも先程の理由と同じである。休日や夜間の高コストの人件費を投入しても日中と変わらない収益しか得られないため診療しないのだ。

「なぜ日本では診療の際に多くの検査を勧めるのか」

日本では欧米諸国と比べ医療機関での検査件数が多いと言われている。ＣＴ（コンピューター断層撮影装置）などの検査機器も多い。

なぜか。

日本では高度医療を提供するために必然的に検査件数が多くなっているというのが最大の理由だろう。また医療訴訟にならないように、見逃しを防ぐ目的で検査が増えているという側面もある。いわゆる「防衛医療」だ。

そしてもうひとつの理由が「出来高払い」だ。

検査すればする程、病院やクリニックが儲かる制度になっていることも事実である。

このように考えていくと医療における市場原理の欠如は医療費増大の最大の原因とも考えられる。

医療費増大の原因。いずれもやむを得ない理由なのか。

まず高齢化社会について。

日本では戦後、医療技術の向上、社会環境や栄養状態の改善、平和により平均寿命が延びた。

日本は長寿社会となった。

平均寿命は男性81歳、女性87歳である（２０１７年調査）。

一方で高齢になればなるほど１人あたりの医療費が高くなることも知られている。80歳を越えると１人当たりの医療費は年間１００万円を超える。したがって高齢化に伴い医療費が増大するのはやむを得ないことではある。

しかし本当にそうだろうか。

高齢者に対して本当に必要な医療だけが提供されているとは言い難い。高齢者に対する過剰な延命処置、延命治療である。本当に本人が望んでいる医療なのだろうか。疑問に思う。

人はいつまで生きるべきか。

人生の最期はどのように迎えるべきか。

老いて人生の最期を迎えるとき医療はどのように関わるべきか。

国民全体で議論しコンセンサスを形成すべきであろう。


高度医療、医療の高度化で医療費は増大する。

しかし、それも時間をかけて低価格化することは可能である。他の分野を見てみると分かる。

例えばテレビだ。テレビが初めて販売された昭和中期頃では、その価格は大卒サラリーマンの初任給の10倍以上であったという。昭和30年の物価を見てみると大卒サラリーマンの初任給が1万円でテレビは23万円であったという。それが今では数万円も出せば大型のハイビジョンカラーテレビが買える時代になった。このように新しい技術も時間をかけてさらに技術を高め大量生産できるようにすれば低価格化することは可能だ。同じことは医療でも言える。

一方で理髪店の値段は大卒初任給との比較で昭和30年頃と平成後半でほとんど変わっていない。昭和30年で大卒サラリーマンの初任給が1万円であったとき、理髪店の値段は１５０円であったという。平成後半では大卒サラリーマンの初任給は20万円で、理髪店の値段は３８００円であった。人の手が必要な仕事、マンパワーが必要な仕事、人の技術が必要な仕事は低価格化が困難であることが分かる。医療でも同じだろう。

医療における市場原理の欠如が医療費増大の原因であることは述べた。

医療に市場原理は不要なのか。

市場原理は悪なのか。

確かに命は平等でなければならない。生存権は憲法で保障された権利だ。だから公的医療は「平等」「一律」であるべきだというのも理解できる。

しかし「一律」にこだわった結果、国民が「考える」「節約する」「工夫する」「奉仕する」ということを奪っているのではないか。その結果がモラルハザードだ。健康保険料の未納や軽症での救急車利用、休日、夜間の救命救急センターの受診などにみられる道徳崩壊社会を生み出している。

医療と市場原理。医療提供側にも必要な理由がある。

医療提供側つまり病院やクリニックが儲かるために行動する場合どうするか。

診療報酬の「出来高払い」制度を最大限に活用し、できるだけ多くの検査を行うだろう。

一方で、マンパワーが必要で、つまり多額の人件費を必要とし、医療訴訟の可能性が高くなりそうな重症患者、救急患者の診察は避け軽症患者だけを診察する。軽症でも重症でも診察の診療報酬は変わらないからだ。重症患者は他の病院へ紹介するようになる。

また夜間診療や休日診療は人件費が高くなり、同じ労働時間でも疲労が蓄積するため診療しなくなる。

このように医療提供側にも診療報酬を「一律」としたためにモラルハザードが生じているのである。道徳崩壊だ。国民にも医療提供側にも「考える」「節約する」「工夫する」「奉仕する」ということが必要である。それには市場原理の導入が必要だ。

わずかな「差」でいい。そのわずかな「差」が工夫や節約を生む。

基本的にはこれまで通りでいいのだ。そこにわずかな「差」を導入するのだ。

医療における市場原理導入は電車や飛行機の座席の区別程度でよい。イメージとしてはそれくらいでいいのだ。目的地に安全に到着することが鉄道や航空旅客機の最大の役割だ。しかしそこには座席の区別がある。自由席、予約席、グリーン車。

エコノミークラス、ビジネスクラス、ファーストクラス。

それぞれ考え、節約し、工夫し利用すればよい。

国民は平等でなければならないのに座席の区別があるのは憲法違反だ、などという人はいないだろう。同じ程度の差、区別を医療にも導入し市場原理が機能するようにすべきなのだ。

具体的な提案としては、窓口負担（国民側）と診療報酬（医療提供側）にそれぞれ段階的に小さな「差」を造ることだ。これが医療へ市場原理を導入することにつながる。

患者が医療機関、医療施設を受診するとき、かかりつけ医、主にクリニックを受診すると一番安い窓口負担となり、専門病院ではやや高くなり、軽症で救命救急センターを受診した場合は窓口負担が最も高くなるようにするのだ。

診療報酬についても同様だ。

「出来高払い」は最も事業コストの高くなる重症患者の診療や、休日、夜間の診療、救命救急センターに限定して採用する。その他の医療機関については「定額払い」を導入するのだ。

詳細は次章で解説する。

医療費適正化に必要なもの：コンセンサスと理念と法律と事例研究

医療費適正化に必要なもの。

それはコンセンサス、理念とルール、法律である。

医療費適正化のためには国民全体での議論が必要だ。

人はいつまで生きるべきか。

人は人生の最期をどのようにして迎えるのか。

人は医療に何を望むのか。

平等な医療とは何か。

本当に必要な医療、誰もが望む医療とは何か。

医療に市場原理は不向きなのか。

いま議論すべきである。


そしてもうひとつ必要なもの。

事例研究。

「事例研究」「事例検討」「ケーススタディー」

ここでいう「事例」とは具体的な実例。必ず何かしらの問題点がある実例を対象とする。

ある事例を解決する具体的な方法を検討するなかで、一般的な方法、法則を導き出すことができる。また導くことを目的とする作業だ。

これまでの医療費削減案は総論としての議論ばかりであった。

具体的な問題事例を詳しく分析することによって新たに見えてくるものがある。

医療関係者や経済学者だけでなく幅広く国民全体で議論すべきであろう。

第三章

医療費の無駄

事例1
老人医療の問題点：その莫大な医療費
専門用語の解説
延命治療とは
延命治療の問題点
キュアとケアの区別
解決法：「老衰」の定義
事例2
精神科医療の問題点
解決法：隔離施設と新たな専門職

第三章　医療費の無駄

事例3
現代日本の医療提供体制
開業医は儲けすぎなのか
解決法：すべての「保険医」を「一般医」「専門医」「救急医」に分類

3つの事例で分かる無駄の本質
老人医療費の無駄はいくら
精神科医療費の無駄はいくら
二重検査、二重投薬の無駄はいくら
公的医療はどうあるべきか
3つの提案と理念

事例1

この症例について考えよう。

『80歳代、男性。神経疾患の既往歴あり。寝たきり。自力での食事摂取は困難。むせることがある。発語はあるが意味不明。会話不能。意思疎通困難。自力での寝返りも困難。長年の喫煙のため慢性閉塞性肺疾患を併発している。腎臓の機能も悪い。老人介護施設に入所中』という事例だ。

その後の経過はこうだ。

『ある日の夜、高熱、血圧低下、顔色が悪い、という症状があり施設職員が病院に連れてくる。病院で診察、検査を行う。誤嚥性肺炎、呼吸不全、敗血症、急性腎不全と診断された。患者の家族に連絡する。家族に説明し治療の同意を得る。人工呼吸管理と気管切開術を行う。抗生物質、血液製剤を投与する。人工透析治療を行う。集中治療室（ICU）で管理する。その後、やや全身状態は改善した。経口摂取が困難なため、家族から同意、承諾を得たうえで胃瘻造設術を行う。そして2か月後に退院した』

しかし、その後の経過はこうだ。

『寝たきりの状態は変わらない。発語もなくなった。痰は多く、気管切開口から頻回に痰の吸引が必要だ。吸引しているときは苦悶様の表情だ。栄養は胃瘻から注入している。経口摂取はもう全くできない。寝返りもできないため床ずれ、褥瘡、ができている。その後も肺炎を合併し入退院を繰り返している。そして、その後5年経過している』

この事例、このケースで考えてみよう。何が問題なのか。

何が問題なのか。

寝たきり老人は、なぜ寝たきりになったのか。

多くの人が理解していない。誤解も多い。老人となり筋力が衰え立ったり座ったりができなくなった状態と考えている人が多いのだ。

この認識は正しくない。

寝たきりとなる原因は手足や筋肉、骨といった骨格に原因があることは少ない。最も多い原因は脳卒中である。

脳は説明の必要もないだろう。

頭蓋骨に入った内臓で大脳皮質と脳幹から成る。ここが意識や意思決定、呼吸や循環機能、つまり心臓の動きなど、を制御している。脳から延髄、脊髄へ電気信号つまり神経の連絡、伝達があり、さらに手や足などへ向かう神経へ伝達され初めて手や足が動く。つまり脳が働かない状態になると意思表示能力や運動能力が低下する。

この状態が寝たきり老人だ。

脳卒中は脳を栄養する血管が詰まって、閉塞して、脳が壊死する、脳が壊れた状態になったものだ。脳を栄養する血管が破裂して頭蓋内に出血を来し脳が壊れることもある。このような状態が脳卒中だ。脳は一度、壊死すると、その部分はもう元には戻らない、再生しない臓器である。壊れた脳はもう治らない。

これを確認したうえで症例、事例について考えよう。

老人医療の問題点：その莫大な医療費

この事例、この症例では一体いくらの医療費が必要だったのか。

病院に入院すると1日単価はおよそ3万円から5万円となる。治療内容によって当然であるが入院医療費は変わる。

標準的な治療、一般的な治療でも1日3万円から5万円の間だ。この事例では人工呼吸管理や人工透析治療を受けているため1日単価は10万円程度と推定される。よって初回の入院費は1か月目：10万円／日×30日間＋2か月目：4万円／日×30日間＝300万円＋120万円＝420万円となる。

その後も肺炎を発症して入退院を繰り返している。年に2回、肺炎で入院したとする。

医療費は4万円／日×30日間×2回／年×5年間＝120万円×2×5＝1200万円だ。

よって初回入院分の医療費とあわせて1620万円となった。

老人医療費と社会保障費
この事例での5年間の医療費は1620万円となった。この金額だけでも莫大な医療費であることが分かる。

しかしこれだけではない。

社会保障費はこれだけではないのだ。年金と介護保険給付金だ。

年金が月額20万円としよう。5年間では20万円×12×5＝1200万円。

介護保険給付額は「要介護5」の場合、約3万6千単位。1単位あたり10円で計算されるため月に36万円となる。5年間では36万円×12×5＝2160万円だ。

よってこの事例での社会保障費の合計は医療費＋年金＋介護給付金＝1620万円＋1200万円＋2160万円＝4980万円となった。

老人医療の問題点
老人医療の問題点を感じて頂けただろうか。何かおかしいと思わないだろうか。
これが日本の医療現場である。

医療が発達し昔なら助からなかった患者も助かり長生きできるようになった。本当に良かった。本当にそう思うだろうか。本当にそう思う。命は地球より重い。どんなに高齢でもまだまだ長生きして欲しい。たとえ話ができなくても、たとえ意思疎通できなくても、たとえどんなに高齢でも、たとえ自分で動くことさえできなくても、一日でも長く生きて欲しい。

そう思う人もいるだろう。

では「5年間で使った医療費1620万円の請求書が孫のあなたに送られてきた。日本の公的医療は破綻した。今年からすべての医療費は相続人のあなたの負担になる」となったらどうだろうか。それでもあなたは同じことを言えるだろうか。

今回、老人医療の問題点が分かり易いように典型的な事例を提示した。いわゆる「高齢者の延命治療」と言われる事例である。

問題点はふたつに集約される。

ひとつは本人の同意、意思に基づく医療ではないこと、つまり本人の希望した医療ではないこと。もうひとつは、治療しても治療しても根治、完全に治ることを、しない病態、病状であるため莫大な費用、医療費を要することだ。

このような医療が続けられている原因はいくつかある。

ひとつは保護責任者の義務と保護責任者遺棄致死罪の存在。

ひとつは医師の応召義務と業務上過失致死傷罪の存在。

そしてもうひとつは医療費が私費ではないことだ。

専門用語の解説

解決方法について議論する前に専門用語の解説をしよう。

喫煙とCOPD
COPDとは慢性閉塞性肺疾患のことである。慢性閉塞性肺疾患は慢性気管支炎や肺気腫のこと。タバコなどが原因とされる。中高年に発症する生活習慣病である。
喫煙により気管支に炎症が起きたり肺胞が破壊されたりする。これは不可逆的変化であり、元には戻らない。労作時呼吸困難や肺炎、呼吸不全などの症状を引き起こす病態である。

脳卒中
脳卒中とは脳を栄養する血管が破裂したり閉塞したりして起こる病気のこと。脳出血、クモ膜下出血、脳梗塞などがある。

誤嚥性肺炎
物を飲み込むことを嚥下、口から食道へ入るべきものが気管、気管支、肺へ入ることを誤嚥という。食物や水などの他に、ときには誤って口にしたものが入ることもある。誤嚥が起こると気管、気管支、肺に炎症が起きる。これを誤嚥性肺炎という。神経疾患などで嚥下機能が低下した患者に起こることが多い。
人は食べなければ生きていけない。食べるということはどういうことか。食物を口に入れ飲み込み胃袋まで食物が運ばれ、そこから消化が始まる。食物を食べて消化し栄養を吸収するから人は生きられる。神経疾患になると、この食物を飲み込むという機能、つまり嚥下機能が障害されることが多い。食物を飲み込むという一見、簡単な機能は実は神経反射で成り立っている。したがって神経疾患、脳卒中などに罹患すると嚥下機能が障害される。嚥下機能が障害されるとどうなるか。人は食べなければ生きていけない。つまり死んでいた。医療、医学が発達していない時代は死んでいた。しかし現代では点滴や経管栄養という方法で栄養を摂ることができるようになった。点滴での栄養は無菌的に作られた水分と糖、アミノ酸、脂肪、ミネラルなどを血管内に注入することにより栄養を摂取する方法である。経管栄養とは細い径が3㎜くらいのチューブを鼻孔から喉、食道を通して胃まで約50㎝入れ、そのチューブを通して流動食というスープのような栄養を胃に入れて栄養を摂取する方法である。嚥下機能が障害されても胃や腸の機能が正常ならばこの方法で栄養を摂ることができる。このように医学の発展は、人は食べなければ生きていけない、という常識を覆した。嚥下機能が障害されても長生きできるようになった。

しかしこれで嚥下障害はすべて解決した訳ではない。実はもうひとつ大きな問題が残っている。それは誤嚥である。のどは咽頭と喉頭に分かれる。咽頭は食べ物の通り道で食道、胃へとつながる。一方で喉頭は空気、酸素の通り道である。息を吸ったり吐いたりする通り道である。喉頭は気管、気管支へとつながっている。のどはこのふたつの分岐点になっている。食べ物を飲み込む嚥下のときには神経反射によって食べ物が喉頭の方へ流れないように制御されている。しかし嚥下障害が生じると食べ物が喉頭から気管へと流れる。最悪の場合は窒息となり、軽くても誤嚥性の肺炎を引き起こす。神経疾患の患者はこの嚥下障害を合併することが多い。

人工呼吸管理

人工呼吸管理とは自力で呼吸ができない患者あるいは呼吸状態が極めて悪い患者に対して行われる治療。呼吸器とは人間の呼吸に関わる内臓のこと。呼吸とは酸素、空気を吸って二酸化炭素を吐くという生理現象。口から吸った空気、酸素は喉から気管に入り左右の気管支に分かれそれぞれ左右の肺に入る。肺は胸部にある内臓であり肋骨を含む胸郭で守られている。肺に入った空気は動脈、静脈に接しておりそこでガス交換が行われる。すなわち不要な二酸化炭素が排出され、必要な酸素が吸収される。これが呼吸である。人工呼吸管理の場合、通常、鼻孔もしくは口から気管までチューブを入れ固定する。このチューブを通して人工呼吸器という器械から送られた空気や酸素を注入し二酸化炭素を排出させる仕組みとなっている。この場合、患者の状態に応じて注入する空気の中の酸素の量を調整できるようになっている。

褥瘡

褥瘡とは床ずれ、ともいう。皮膚の潰瘍のこと。
寝たきり状態になり、寝返りもできない状態になると体の一定の部分に体重による圧力が加わり続ける。これにより皮膚が圧迫、壊死を起こし潰瘍が生じる。これが床ずれ、褥瘡である。臀部や踵などに多く発生する。

敗血症

敗血症とは感染症のひとつ。病原菌が血液中に侵入して起こる全身感染症。適切な治療を受けなければ致死的となる。

胃瘻

胃瘻とは腹壁と胃を切開して胃に管を入れた状態。その管を通して胃に栄養や水分、薬剤などを入れる。注入する。

老人医療、高齢者医療の問題点

延命治療の是非
延命治療の是非が問題となっている。延命治療とは何か。

それを考えるためには医療、治療にはどんな種類のものがあるのかを考える必要がある。

医療、治療は病気や怪我を治すための行為、業務だ。

肺炎や腸炎になれば抗生物質を投与し治癒させる。

骨折すればギプスを巻いて固定したり、手術したりして骨がつながるようにする。そして治癒させる。

では治らない病気の場合はどうすればよいのだろう。

脳や心臓は一度、壊死、細胞が壊れること、すると元には戻らない。これは医学で証明された事実だ。脳が壊死すれば脳梗塞。心臓が壊死すれば心筋梗塞だ。つまり脳梗塞や心筋梗塞になるとその部分はもう元には戻らない。治らないのだ。もちろん壊死した範囲、領域が小さければ他の部分が機能を補い生活に支障を来さないこともある。広範囲が壊死すれば即死だろう。問題はその中間だ。命は助かったが自立した生活はできない状態だ。いわゆる寝たきり状態となる。このような状態での治療が延命治療なのだ。つまり元には戻らない状態での治療が延命治療だ。

延命治療とは
延命治療の問題点

延命治療について解説した。

延命治療はなぜ行われているのであろうか。

ひとつは、命は何よりも大事だ、と考えられているからであろう。

これが最大の理由であろう。１日でも長く生きられるようにと考え医療は行われている。「死は医療の敗北」と言われている。医の倫理である。

しかし現代医療においては過剰なものになっていると言わざるを得ない。人工呼吸器や昇圧剤、強心剤、静脈栄養、胃瘻などの装置や手技、薬剤の登場により医療現場は本来あるべき人間の生き方と違うものを作り出している。

ベッドに寝かされ、喉を切開しチューブを入れ、人工呼吸器で呼吸し、血圧や脈拍を安定させるために何本ものチューブが腕や脚、首につながっている。チューブは血管、静脈内に水分や薬剤を注入、点滴するためのものであり、その固定には針を刺す必要がある。注入する液が針から皮膚、皮下に漏れるとそこは腫れる。また血液が漏出して青黒く腫れあがることもある。胃は切開されチューブが入れられ栄養剤は定期的に注入されている。空腹とは関係なしに。チューブが抜去されたり人工呼吸器の回路が外されたりしないように手や足はベッドに紐で固定され拘束され身動きもできない。

これが延命治療の現実だ。「死は医療の敗北」という理念の結果がこれだ。


延命治療が行われるもうひとつの理由は法的問題である。

つまり保護責任者遺棄罪と業務上過失致死傷罪の存在である。医師法における応召義務も関係している。これらの法律により延命治療が必要かどうか適切であるかどうか考えることなく「自動的」に行われているのである。これらの法律により延命治療の回避や中止を容易に選択できない状況になっている。思考停止状態だ。

保護責任者遺棄罪は刑法第２１８条に定められている。老年者、幼年者、身体障害者又は病者を保護する責任のある者がこれらの者を遺棄し又はその生存に必要な保護をしなかったときは3か月以上5年以下の懲役に処する、というものである。

業務上過失致死傷罪は刑法第211条に定められている。業務に従事するものが業務上必要な注意を怠り、人を死傷させたときは5年以下の懲役又は禁固又は100万円以下の罰金に処する、というものである。

保護責任者は患者の状態がどういう状態であろうと意思表示不能であろうとも、そして超高齢、例えば100歳を超えた年齢であろうとも自宅で衰弱し自然に老衰で亡くなるのを見守るだけでは許されない。必ず病院に連れて行くか救急搬送を要請するか往診を依頼するかしなければ保護責任者遺棄罪になる可能性がある。したがって「自動的」に病院を受診し医療を受けることになる。医療側、医師側から見ると、医師の応召義務から患者が意思表示不能であろうとも、そして超高齢であろうとも医療を開始することになる。そして業務上過失致死傷に問われないために少なくともある程度の医療資源は投入することになる。これが防衛医療だ。

以上、延命治療が「自動的」に開始される理由だ。

実は患者自身も家族も医療側も誰も希望していない医療だ。

そして日本の現在の法律では一度、開始された延命治療は患者本人を含めて誰にも止められない。

延命治療の中止において何が問題となっているのか。どのような状態で、いつ、誰の判断で、どのように中止するのか。

「本人の意思表示がなければ延命治療を回避、中止してはならない」という意見がある。

実際に人工呼吸器を外して患者を死亡させたとして殺人罪で起訴された医師もいる。

「本人の意思表示がなければ延命治療を回避、中止できない」は本当だろうか。

法的、倫理的に正しいのであろうか。

正しいとすれば「延命治療はすべて患者の利益になる」と考えられているからであろう。

しかし現実は違う。現代医療は過剰なものとなった。

治療においては少なからず苦痛を伴うという事実を知るべきだ。

入院したり手術を受けたりといった経験がない人も多いだろう。しかし健康診断で血液検査のために注射針を腕の静脈に刺し血液を抜き取る、採血という、医療行為は経験した人も多いはずである。採血だけでもある程度の苦痛だ。延命治療となれば、どれ程の苦痛であろうか。本人は望んでいるのであろうか。もっとよく考えた方がいい。


治療においては少なからず苦痛を伴う。

したがって「本人の意思、同意がなければ治療できない」が正しい。

治療、延命治療を開始することが当たり前ではないのだ。本人の意思、同意、希望があり初めて治療は開始されるべきだ。

現代日本の法律が医療の進歩に追い付いていないことが分かるだろう。意思表示不能な患者、自立した生活が不能いわゆる寝たきり状態の患者、自己の呼吸、自発呼吸では生きられない患者、食事を摂取することができない患者が現代医療によって延命できるようになった。静脈栄養や胃瘻、人工呼吸器の登場によって可能になったのである。昔はこのような状態の患者は長生きできなかった。現代日本の法律はその頃に作られたものである。時代の進歩、医療の進歩に法律も追い付いていかなければならない。

「本人の意思がなければ治療できない」が正しい。

ただし例外もある。

未成年の場合や急性疾患で意識不明となった場合である。よって法律で治療すべき場合と治療すべきではない場合を明確にするべきだ。

このような社会環境のなか新たな問題が浮上している。

現場の救急隊の対応である。

高齢者の心肺停止や危篤状態を搬送する際に家族から「処置は希望しません」と言われた場合の対応だ。「処置希望せず」と告げられ蘇生中止に悩む救急隊。対応に苦慮している。

救急隊に現場で蘇生処置を行うかどうかの判断を求めるのは無理だ。

事前に選択する制度が必要である。

延命治療の中止要件を考える。

どのような場合に延命治療を行い、どのような場合に延命治療を中止するのか。

まず本人の意思が大切だ。本人が希望することにより治療、延命治療は開始され継続される。

したがって本人の意思表示が可能かどうか、により延命治療の開始か回避、中止が判断される。本人の意思表示が可能で、本人が希望する場合には延命治療を開始し継続すればよい。本人が希望しなければ延命治療を回避、中止すればよい。

次に重要なのが年齢だ。未成年、成人（青壮年）、高齢者に分類する。

未成年は判断能力が未熟である。したがって治療の開始や回避、中止の判断は本人の意思の他に保護者の判断も尊重されるだろう。

続いて本人の意思表示が不能の場合を考える。

未成年の場合は保護者の意思、判断により治療の開始や回避、中止が決定されるだろう。

青壮年でも同じであろう。

では高齢者ではどうだろうか。高齢者であり、かつ本人の意思表示が不可能な状態。

このような状態でも延命治療は必要なのだろうか。

キュアとケアの区別

キュアとケア

「治療」は大きくふたつに分けられる。

ひとつは病気を治すための治療、つまり根治的治療あるいは根本的治療だ。

もうひとつ、病気は治らないが症状を和らげる治療、つまり緩和的治療、対症療法だ。

前者はＣｕｒｅ（キュア）、後者はＣａｒｅ（ケア）という。

実はこのふたつを混同している人が多い。医療においてはこのふたつを分けて考える必要がある。なぜなら目的が違うからだ。治療の最終目標が違うのだ。

事例1で提示した症例ではどうだろうか。

残念ながら現代医学では完全には治らない病状だ。老衰だ。キュアできない。だからケアすべきなのだ。しかし現代日本の医療現場ではキュアと同じような濃厚な医療、高度で高額な医療が行われている。過剰な延命治療が行われている。その原因は何か。キュアとケアを分けて考えていないからだ。そしてまた、そのための制度や法律がないからだ。キュアとケアの区別を明確にする制度がない。どのような過剰な延命治療、延命処置でも保険診療で認められる。すなわち医療費の自己負担は変わらない。そしてまたこのような過剰な延命治療、延命処置は保護責任者遺棄致死罪の存在、医師の応召義務、業務上過失致死傷罪の存在、防衛医療、医療訴訟の存在、これらの原因によって引き起こされる。これが医療費増大へとつながっているのだ。

解決法：老衰の定義

解決法について議論する。

そこで理念と具体的対策を提示する。

提案する理念。

「公的医療は本人が望むものでなければならない」

「公的医療には本人の同意が必要である」

以上を提案する。そのうえで、具体的対策について述べる。

公的医療を受ける際に本人の同意が得られるか事前に確認できる制度、システム、体制が必要だ。特に認知機能や身体能力が低下する高齢者は定期的に、例えば毎年、意思表示可能かどうか確認すべきである。

そして「老衰」を法律で定義すべきである。

老衰について考えるとき倫理的に判断することやコンセンサスの得られる基準が必要だろう。

「老衰」の定義（案）としては、

【高齢】

【自己決定能力の喪失、意思表示不能な状態】

【これらの状態が1年以上継続】

以上3項目すべてを満たすものを「老衰」と定義する。

高齢で自己決定能力の喪失した状態は明らかに老衰だ。事例1で示した通りだ。急性疾患や事故、外傷による一時的な意思表示困難な状況を除外するために一定期間以上の確認期間を設けた。今回は1年以上とした。

医療にはインフォームド・コンセントinformed consentという言葉がある。説明と同意と訳す。

医者が患者に治療の目的や内容を分かり易く説明し承諾を得ることだ。

患者の権利のなかで最も大切なもののひとつと言える。

インフォームド・コンセントは重要である。大切である。

自己決定権は最も大切なものである。命より大切なものがあるとすれば、それは自由と自己決定権であろう。

つまり医療において自己決定権は極めて大切なものなのだ。だから患者に自己決定能力があるのか、意思表示可能かどうか、は重要な問題なのだ。どのような医療を行うか決定するのに必要だからだ。

自己決定能力が喪失したとき、意思表示困難となったとき、医療は何をすればいいのか。

公的医療は何をすればいいのか。

それは国民皆保険制度の理念の通りである。

「誰もが望む」医療を提供すればいいのだ。「誰もが望む」、すべてのひとが望む医療。人生の最期において望む医療。是非について意見が分かれるような過剰な延命治療ではないはずだ。人生の最期を穏やかに迎えるための医療を提供するのだ。

そのために「老衰」を定義する法律を作る。

老衰状態について法律で定義するなど必要なのかと思うかもしれない。しかし、生や死、老衰について法律で定義しなければ医療が成り立たない程、現代医療は高度化してきたのだ。

実例がある。それが臓器移植に関する法律だ。

刑法に殺人罪という罪がある。法律で定義されている。しかし「死」とは何かは法律では定義されていなかった。人が死んだ状態とはどのような状態なのか法律では定義されていなかったのだ。「死」とは何かが法律で初めて定義されたのは平成になってからである。医学的には人の死は瞳孔散大、心停止、呼吸停止の三徴候により死を定義していた。医学的な定義であり、法的な定義はなかった。しかし臓器移植に関する法律ができたときに、医学的な三徴候がそろった状態に加えて脳死も人の死であると定義されたのである。医療が高度化し進歩すれば法律もまた進化しなければならないのだ。

そして今、「老衰」の法的定義が必要だ。「老衰」を定義する法律。

なぜか。

過剰な延命治療をやめるためだ。

「老衰」が法律で定義された後に必要な体制、制度、システムを構築していく。

そして実行していく。

その目的、理念はこうだ。

《ひとは誰もが老いて身体機能が衰える。人生の最期を穏やかに過ごし人としての尊厳を保ち、そして最後のときを迎えることこそ最も大切なことである。永遠の命はないからだ。過剰な延命治療が奪ってきた穏やかな最期を守るためここに「老衰」を定義して人生の最期を見守り、お世話し、寄り添う方策を考え実行する。》

「老衰」が法律で定義された後に実行すること。

まず高齢者の健康保険証の更新を義務化する。

健康保険証の更新が必要な年齢を決める。例えば制度開始当初は100歳くらいから始める。その後、90歳、80歳と徐々に年齢を下げればよい。

単独、自筆自署での健康保険証更新申請書の記入により自己決定能力を判断する。簡単なテストがあってもよい。署名困難な場合は単独でのパソコン操作能力の有無でもよい。

運転免許試験場に健康保険証更新業務施設を設置、併設する。

締め切り期限までに更新できない場合は健康保険、介護保険、年金を喪失し「老衰」と認定される。同時に、現物支給型の施設「老人ケアハウス」への入所権を獲得し手続き、入所する。

以上が具体的な案だ。

「老衰」と認定されたらどうなるのか。

まず現物支給型の施設「老人ケアハウス」の入所権を得る。そして手続きし入所する。そこではすべてのケアを含めた現物支給となる。終の住みかとなる。そのかわりに健康保険、介護保険、年金受給権は喪失する。現物支給ですべて支給されるからだ。そしてキュアを目指すための過剰な医療も必要ないからだ。老人ケアハウスに入所の後、家族は保護責任者の義務を負わない。そして医療、介護、看護者は業務上過失致死傷罪に問われない。義務が軽減されることにより低コスト化が可能だ。そして医療職の免許を持たない一般の人々のボランティアも可能となる。

この制度を実行するために全国に老人ケアハウスを作る必要がある。

認知症や脳卒中後遺症あるいは超高齢の狭義の老衰状態の患者を含めると全国で300万人から400万人が「老衰」の定義を満たすと考えられる。これらの人々をすべて収容するためには1000人収容可能な施設を全国に3000

か所から4000か所、建設する必要がある。多く見積もって5000か所としよう。1か所100億円として5000か所では50兆円が必要だ。もちろん単年度で建設する必要はない。そして土地代は無料だ。なぜなら全国に5000か所以上の廃校跡地があるからだ。日本の廃校。20世紀末頃より少子化により就学人口が減少した。文部科学省ホームページによると平成14年から27年度までの14年間で6811校が廃校になっている。これらはほとんどすべてが国有財産である。少子化を逆手に取り高齢者問題を解決できるのだ。

事例2

この事例について考えてみよう。

『70歳代、男性。統合失調症。妄想や幻覚に悩む。1960年代に入院。入院した際は20歳代であった。治療を受けたが症状は完全寛解せず。その後50年間、入院している。治療は内服薬。』

という事例だ。

統合失調症について解説しておく。

統合失調症は精神疾患の一種で以前は精神分裂病と呼ばれていた。幻聴、幻覚、異常行動などを伴う。発症の原因や機序はいまだ解明されていない。発症率は全人口の約1%であるとされている。自傷他害の恐れがある場合は「措置入院」させるよう法律、精神保健福祉法、で定められている。

精神科医療の問題点

精神科医療の問題点は何か。

それは異常な長さの入院期間である。

この事例では50年間である。

入院している患者の入院日から退院日までの日数を入院期間または在院日数という。

日本のすべての疾患での平均在院日数は31・9日。(平成26年、厚生労働省調査)

つまり約1か月間だ。

しかし統合失調症は546・1日。つまり1年半。

平均であり入院期間が長い症例では10年、20年以上という場合も稀ではない。

いうまでもなく病院は病気を治す場所だ。

急性期治療の場合、入院期間は長くても3か月から半年間である。1年以上の入院期間は明らかに異常だ。脳卒中を発症した脳出血後遺症や脳梗塞後遺症の患者も何年も入院していない。いずれ在宅ケアに移行するか、ケア施設に入所している。また心臓病のため慢性心不全になった患者も何年も入院していない。慢性呼吸不全のため常時、酸素吸入が必要な患者でさえ在宅酸素療法へ切り替え在宅医療に移行している。

なぜ精神科医療だけが数十年も入院させているのだろうか。

精神科医療費
精神科医療費のうち入院の医療費について考えてみる。
日本の総入院数は146万人といわれている。
精神科疾患での入院は35万人で1位である。がん、循環器疾患、心臓病や脳卒中の患者を上回り1位なのである。原因は明らかにその長い入院期間だ。なかには投薬不要な患者や単なる認知症の高齢者も含まれていると考えられる。

日本の病院数は８６００余り。精神科病院数は１０７６か所で１２．５％を占める。一般病院の精神科を加えるとベッド数34万床で世界一だ。日本の精神科医療では30万人以上が入院しており入院患者の半数が65歳以上である。１年以上の入院が３分の２を占める。およそ20％の患者が10年以上入院しているのだ。

日本の精神科医療の問題点は何だろうか。

世界的に見ても日本は精神科病床数が異常に多い。そして日本の精神科での平均入院日数は３００日超えで異常に入院期間が長い。そして薬も多剤大量併用療法が行われている。

それで精神科医療費はどうなっているのか。

平成29年の調査では精神科病院医療費は１兆４４５５億円だ。１日当たりの医療費は１５２６０円。１病床あたりの年間医療費は４９１万円だ。

これだけの医療費を漫然と30年、50年と続けられれば国家財政が破綻するのも当然だろう。半年以上の入院は、はっきり言って無駄である。要するに精神科病院での入院医療費の３分の２は無駄である。精神科医療費のうち１兆円は無駄使いだ。

漫然とした医療

漫然とした医療とは何か。

病気や怪我、傷病には急性期と慢性期がある。一般的に急性期とは発症から数週間あるいは2，３か月間までをいう。慢性期とは発症、受傷してから3か月から半年間以降を指す。

つまり発病、発症、受傷してから半年以降は慢性期だ。

急性期は病状の変化が激しい時期だ。病状が進行すれば死に至ることもある。一方、慢性期では病状の変化は乏しい傾向にある。よって現代の日本の医療制度でも半年間を超える入院期間は認められないことが多い。入院の必要性がないと判断されているためだ。

しかしこの半年間を超える入院、漫然とした医療、を継続している分野がある。精神科医療だ。精神科病床に入院している患者のうち3分の2は半年間以上の入院である。全国にある約30万床の精神科病床の3分の2は半年間以上の入院なのである。

隔離とケア
精神科に入院する必要がある患者、重症の精神科疾患の患者においては隔離が必要になることが多い。なぜならば、そのような患者では自傷他害の恐れがあるからだ。「自傷他害」とは。文字通り自分自身を傷つけたり他人に危害を及ぼしたりする行為のことだ。現在、精神科に入院している患者のうち最も多いのは統合失調症だ。統合失調症は妄想や幻聴を主症状とする精神疾患であり重症の場合は隔離が必要になる。精神科疾患のうち入院が必要な疾患の特徴。それは慢性に経過し、完治しにくい、自傷他害の恐れがある、つまり隔離が必要であるということだろう。これらの特徴により長期入院が発生している。

しかし、隔離とケアが可能な施設であれば病院でなくてもよいのではないか、という疑問が浮かぶ。

医療法第19条に医師配置基準が定められている。

医療における一定の質を保つための人員配置基準だ。

それによると一般病床では入院患者16人に対して1人の医師が必要となっている。しかし精神科病床ではなんと入院患者48人に対して医師1人と定められているのだ。

患者48人に対して1人の医師だ。1日の診療はどのように行われているのか。

仮に午前中は外来患者の診察で午後は入院患者の診察だとしよう。午後は4時間の診療だ。240分間だ。240分間を48人で割ると患者1人あたり、わずか5分間しか確保できない。1日の診察時間がわずかに5分間だ。長期入院となった精神科疾患患者に対して、その精神病床に対して、そもそも医師の常駐は必要なのか、隔離とケアが可能な他の方法でも良いのではないか、という考え方も出てくるだろう。

精神科病院における長期入院の問題点はまだある。

それは入院している患者にとっての不利益。

「他の医師による診療の機会を奪っている」ということだ。

入院している場合、通常は、その病院に勤務している医師の診察しか受けられない。他の病院の医師の診察は受けられないのだ。長期入院、数年、数十年の入院となれば患者の不利益は莫大なものになる。ではどうすればよいのか。

長期入院ではなく、長期入所できる施設を作ればよい。そうすれば患者の意思により希望により主治医となる医師を選び往診してもらえる機会を持つことが可能となるだろう。

これまで精神科入院患者の診療機会についての議論はほとんどなかった。

医療費に注目すると、いろいろな問題が浮かび上がる。

解決法：隔離施設と新たな専門職

解決法について議論する。

そこで理念と具体的対策を提示する。

提案する理念。

「公的医療は相応の成果を得るものでなければならない」

「公的医療においては半年間、1年間以上の入院は基本的に漫然とした医療であると判断する」

以上の理念を提案する。

そして具体的な対策を提案する。

それは「慢性特定精神疾患（仮称）」の定義である。

倫理的に判断しコンセンサスの得られる基準とする。

診断基準は以下の通りである。


【精神疾患である】

【入院治療を含む適切な診断、治療を受けても治癒に至らない】

【自傷他害の恐れがある】

【上記の状態が1年以上継続する状態】


以上の条件を満たすものを「慢性特定精神疾患（仮称）」と定義する。

次に法律を作る。

「慢性特定精神疾患（仮称）」と認定された場合、1か月以内に「特殊ケアハウス」へ入所させる。

「特殊ケアハウス」には医師の常駐は不要とする。月に1回程度の医師の診察を義務付ければよい。看護師と警備員の知識、技能を併せ持った新たな専門職「精神厚生管理官（仮称）」を創設する。そして彼らにケアを任せるのだ。

医師の常駐が不要のため大幅なコスト削減が可能であろう。

「特殊ケアハウス」適応患者の認定業務はどうするのか。

精神科病院に入院中の全患者を対象として調査する。1年以上の入院となった患者はただちに退院可能か退院不可能か判定する。そして退院不可能な患者は「特殊ケアハウス」へ入所させるのだ。そこでは「老人ケアハウス」と同様の現物支給型のケアを行う。よって介護保険や年金は不要であるため受給資格を喪失する。また高齢でかつ意思表示困難となった場合は先に提案したように老衰認定され健康保険も失う。現物支給型のケアを行う代わりに社会保障費を節約するのだ。

事例3

この事例について考えてみよう。

『50歳代の男性。発熱と下痢、腹痛のため金曜日の午後4時過ぎにＡクリニックを受診した。診察の結果、急性腸炎が疑われた。CT検査、血液検査を行い急性腸炎と確定診断した。抗生物質を点滴し帰宅。帰宅時には整腸剤の飲み薬を処方され渡された。帰宅後に再び下痢と腹痛が出現。同日の午後7時にＡクリニックに電話したが「本日の診療は終了しました」という電子音の返答だった。午後8時にＢ病院の救命救急センターを受診。Ｂ病院はＡクリニックに電話するがつながらない。検査内容や投薬内容は不明であった。Ｂ病院でもCT検査と血液検査を施行。診断はＡクリニックと同じ急性腸炎の診断であった。男性はＢ病院に入院し抗生物質の投与と点滴を行うことになった。』

医療現場では、この事例のようなことが頻繁に起きている。

この男性は金曜日に2度、CT検査と血液検査と抗生物質の投薬を受けている。

どれくらいの費用だろうか。

おおよそCT検査が1万円、血液検査と抗生物質がそれぞれ5千円で計2万円だ。この一部は公費から支払われている。仮に、この男性が最初からB病院を受診していればこの無駄、二重検査、二重投薬の無駄はなかったと言える。

患者はどんなときも最初から大きな病院に行きなさいと言っているのではない。

最初にAクリニックを受診したという前提で、この無駄をなくすにはどうすればよいのかを考えてみる。

解決法はふたつしかない。

ひとつはAクリニックを受診し診察の結果、重症と判断されたならば検査など行わずB病院などの専門的治療が可能な医療施設、医療機関へ紹介する。

もうひとつはAクリニックが診療時間外でも患者からの問い合わせに対応し適切な処置をすることだ。


日本には皆保険制度がある。この制度により日本では誰もが、いつでも、どの医療施設でも受診、診察を受けることができるようになっている。素晴らしい医療制度である。

反面、1日に何回も受診できるし、数日間の間に複数個所を受診することもできる。受診すれば検査や投薬が行われることが一般的だ。こうして二重検査や二重投薬が発生する。もちろん必要があり重複する場合もあるだろう。しかし必要性があったのかなかったのか判断する方法もなければ、それを、不要な重複を抑制する方法、制度、システムも今のところない。

診療時間という制約もある。

医師には応召義務という義務が医師法で定められている。「患者が診療を希望する場合、特別な理由なく診療を拒否してはならない」というものだ。しかし診療時間外は対応しなくてよいことになっている。したがって先のエピソードのような二重検査や二重投薬が発生するのだ。

このような二重検査、二重投薬が発生するのはわが国の医療制度、診療報酬体系、つまり「出来高払い制度」によるところが大きい。「出来高払い制度」とは診察料、検査料、CTなどの画像診断検査料、点滴、薬などすべての医療行為の診療報酬を足したものが医療施設へ支払われる制度である。一方、欧米で採用されている医療制度に「人頭払い制度」がある。

これは消費者つまり患者が供給者つまり医療施設、医療機関に医療サービスあたりではなく1年あたりで料金を支払う制度である。国全体の医療費を制御しやすいという長所がある反面、短所もある。この制度では医療施設、医療機関は大きなリスクを抱える。供給者の受け取る報酬は需要と関係なく支払われるからだ。定額なのに要求された医療サービスは提供しなければならない。その対策として患者を大学病院へ紹介したり、適切な治療を勧めなかったり、待機リストを作って待たせたりと信じられないようなことが起きているという。

このようなことが起こらないように1回あたりの診療に対して定額を支払う「定額払い制度」を導入すべきであると考える。これならば「人頭払い制度」のようなリスクもないし、「出来高払い制度」より無駄もない。

診療所、医院、クリニックは軽症の患者だけを治療すればよい。いや法的にもそういう役割のはずだ。診察、病歴聴取だけで多くの重症患者は判別できる。

病歴とは患者がいつから、どのように、どんな症状が出てきたのかというストーリー、話である。このストーリーと症状だけで診断がつく場合も多い。

高熱、呼吸困難の場合は肺炎を疑う。

労作時の息上がり、浮腫、むくみでは心不全を疑う。

黄疸では肝臓疾患や胆管腫瘍を疑う。

腹痛、特に心窩部痛から右下腹部痛へ変化したものは、いわゆる盲腸、虫垂炎を疑う。

このような患者の治療を診療所、医院、クリニックで完結することは一般的に困難である。

入院施設のない無床診療所ならなおさらである。

現代日本の医療提供体制

現代日本の医療はどのように提供されているのであろうか。

簡単に言えば医療機関、医療施設が医療を提供している。具体的には病院、医院、診療所、クリニックが医療を提供している。

あなたは病気や怪我のとき、医療が必要なときにどこに行きますか。

病院、医院、診療所、クリニックの中のどこでも良い。

行きたいときに行きたいところへ行けばよい。そう、まさにそれが今の日本の医療だ。

これをフリーアクセスという。

便利でもあり自由でもある。しかしこれが二重検査や二重投薬の原因であり無駄の温床なのだ。

医院、診療所、クリニックと聞いてあなたはどんなイメージを持ちますか。

病院と聞いてあなたはどんなイメージを持ちますか。

医院、診療所、クリニックは風邪や怪我のとき、少し具合が悪いときに診てもらえる、応急処置をしてもらえる、「かかりつけ医」というイメージではないだろうか。

病院はかなり体調が悪く入院や手術などの高度な医療が必要なときに行く場所というイメージだろう。本来はそういう役割分担が明確であり法律にもそのように記載されている。しかし現実にはかなり違う状況になってきている。

開業医は儲けすぎなのか

よくあるのが「開業医は儲けすぎなのか」という議論である。

私の見解を述べる。

優秀で能力があり医療で社会貢献しているのだから、その能力や労働に対する正当な対価を得るべきだ。だから一般職業の平均収入と比較することは意味がない。

これが私の見解だ。

しかし日本の医療提供体制には少々、無理がある。

さらに言えば診療報酬体系に有利と不利がある。一般診療所、医院とクリニックも含む、に利益が出やすい構図になっている。重症患者や時間外診療など、人件費や事業コストが割高な診療を省略しつつ利益を得られる診療報酬体系だからだ。これが開業ラッシュを招き勤務医不足の原因になっていることも否定できない。さらには勤務医の過労死、救急医療崩壊の原因のひとつとも考えられる。

医師にも憲法で保障された職業選択の自由、居住地の自由はある。だから自由開業制は守るべきだ。しかし今、クリニック、医院や診療所を含む、が多すぎる。

日本において病院は８０００施設余り。一方でクリニックはその10倍以上の10万施設以上もある。クリニックはそんなに必要なのだろうか。極論かもしれないが、もうクリニックは不要ではないか。戦後から昭和中期頃までは交通網がまだ発達しておらず、また医療も身体診察が中心であったため多数の診療所が必要であっただろう。しかし現代は全国に新幹線が通り高速道路があり医療用のヘリコプターが飛ぶ時代である。診療所が必要であるとすれば大きな病院では採算の合わない小さな村や過疎の町にひとつあれば十分だと思う。それも公的な診療所で十分だ。

なぜ、すべて病院ではだめなのだろうか。

医療法によって「科学的な医療で病気を治すよう努めるために組織、運営された施設」は「病院」であると定義されている。「診療所」はそこまで求められていないのだ。

それなのに診療所が高額な検査や治療を行うために二重検査や二重投薬が発生している。

やはり法律の定義の通り、高度医療を担うのは病院、かかりつけ医としての診療を行うのが診療所、医院とクリニックを含む、と制度も変えるほうが良い。そして二重検査や二重投薬をやめるべきだ。

解決法：すべての「保険医」を「一般医」「専門医」「救急医」に分類する。

解決法について議論する。

そこで理念と具体的対策を提示する。

「公的医療では二重検査や二重投薬などの重複医療を最小限にする」

「公的医療では医療提供体制を明確にする」

以上の理念を提案する。

そのうえで医療提供体制の抜本的改革を提案する。

すなわち、すべての「保険医」を「一般医」「専門医」「救急医」に分類することを提案する。

それはどういうことか。

医師は臨床医、医学研究者、公務員や医系技官、会社員などに分かれる。

そのうち臨床医というのが一般的な診療を行っている医師だ。そして臨床医も公的医療を行う医師と自由診療、つまり私費医療、を行う医師に分かれる。

この公的医療を行う臨床医のことを「保険医」という。病院や医院、診療所、クリニックで働いている一般的な医者のことである。

この「保険医」を法律で明確に「一般医」「専門医」「救急医」に分類する制度を提案する。

医療提供体制の不備。

要するに、それは役割分担が不明瞭だということだ。

【高度医療、専門的医療を担う医師（専門医）】

【幅広く診療しプライマリーケアを担う医師（一般医）（いわゆる「かかりつけ医」）】

【応急処置、救命救急処置を担う。24時間365日、対応する医師（救急医）】

以上のように明確に分け、役割分担すべきだ。

公的医療を提供する場合、古いままの医療提供体制では何も解決しない。

議論に必要なため第一章で説明した診療報酬の支払い制度について再度、説明しよう。

日本では国民皆保険制度が採用されており、医療費はすべて公定価格であることをすでに述べた。では日本における診療報酬の支払い制度はどのような制度になっているのであろうか。日本の保険診療においては「出来高払い」が基本になっている。

「出来高払い」とは何か。

診療に必要であった診察料、検査代、例えば胃カメラやレントゲン、血液検査などの代金、治療薬、そして手術代など、すべて合計したものが医療機関に支払われる仕組みだ。一般の経済活動におけるレストランなどと同じ仕組みである。ただし、ここからが医療の特殊性であるが、これらの検査や治療薬、手術の内容や量は提供する医療機関が決定することができる。もちろん、ある程度は患者と相談して決めるのだが医学知識の量、質が違うため、ほとんどすべてを医療提供側が決めることになる。これがレストランとの違いだ。通常の経済活動であればサービスを受ける側が価格を考慮しつつ、その内容や量を決める。「出来高払い」は医療機関にとって経済的な不安がなく十分な医療を提供することができる良い制度である。しかし一方でサービスを提供すればするほど医療機関が儲かる、つまり医療費が高騰する制度であるという問題点もあるのだ。

DPCとは何か。

DPCとは、Diagnosis Procedure Combination の略である。

Diagnosis は診断。

Procedure は手技。

Combination は組み合わせ。

診断と治療手技の組み合わせで一定の診療報酬が決まる制度だ。

例えば、ある病気Aのため入院したとする。薬で治すことのできる病気だとしよう。

入院1日目から3日目まで毎日3万円が病院に診療報酬として支払われる。入院4日目から7日目までは毎日2万円が支払われる。入院8日目から14日目までは毎日1万円が支払われる。このような診療報酬の仕組みがＤＰＣだ。

医療機関に支払われる診療報酬額が一定であるため、どれだけ検査や治療薬を使っても報酬は変わらない。むしろ多くの検査や薬剤投与を行った方が損になる制度である。この制度では、できるだけ無駄な検査を行わずに病気を診断し、そして必要最小限の治療薬で病気を治すことのできる医療機関が有利になる制度である。つまり診療の実力のある医療機関がより収益を上げることのできる制度である。

さらにこの例において、病気Ａについては入院15日目以降の診療報酬が設定されていない。なぜか。病気Ａは14日間以内の入院治療で治すことができると判断されているためである。この場合、入院が15日間以上になるとＤＰＣ制度における「特定期間超え」となる。

この「特定期間超え」の症例数は毎年、国に報告され、数の多い病院はペナルティーを受けることになる。これがＤＰＣ制度だ。

また病気Ａについて、手術が必要であった場合は診療報酬が変わる。Diagnosis は同じでも Procedure が違うからだ。入院1日目から5日目の診療報酬が毎日3万円、6日目から14日目までが毎日2万円、15日目から30日目までが毎日1万円というような診療報酬となる。そして手術代は別に診療報酬が設定されている。

ＤＰＣ制度は合理的な制度である。

定額払いとは何か。

文字通り、一定額の診療報酬の制度である。どのような病気であっても、どのような治療薬を、どれだけ使っても、どれだけ検査しても、例えば入院1日あたり2万円が病院に診療報酬として支払われる仕組みである。ただ無制限という訳ではない。入院が必要な患者が入院した場合、病気や怪我によって設定された期間、例えば最長2か月間は毎日この診療報酬が支払われる制度である。病状は比較的に落ち着いているけども、まだリハビリテーションなどが必要な患者に適用されることが多い。この「定額払い」制度も無駄な医療費を抑制するのに有用な方法である。

日本の医療施設、医療機関では、それぞれの施設要件などで診療報酬の支払い制度が異なる。

具体的に説明しよう。

医院、診療所、クリニックでは基本的に外来診療も入院診療も「出来高払い」である。

病院でも基本的には外来診療も入院診療も「出来高払い」である。

高度医療を担う病院、急性期病院ともいう、の場合、外来診療は「出来高払い」で入院診療は「DPC」である。療養型病院、療養型病棟の場合は外来診療が「出来高払い」で入院診療は「定額払い」である。以上より本邦の医療制度では「出来高払い」が多数派であることが分かる。

これを変えるのだ。

つまり24時間365日、診療が可能であり、かつ高度医療（例えば診療報酬1万点以上の治療を年間に100件以上施行している施設）を提供している医療施設、医療機関を専門病院、専門医院とし、そこに勤務する保険医を専門医とする。救命救急センターに勤務し救急医療を担当している保険医を救急医とする。そしてそれ以外の医療施設、医療機関を一般病院、一般医院とし、そこに勤務する保険医を一般医とする。

これが「保険医」を法律で明確に「一般医」「専門医」「救急医」に分類する制度だ。

そして一般医は義務として定額払い制度による外来診療を行うことにする。権利としては診療時間外の応召義務を負わないことにする。そして外来診療が定額払い制度となるため国民の窓口負担は最も小さくなる。これこそ「かかりつけ医」だ。

専門医は義務として24時間365日、高度医療を提供する義務を負う。権利としては出来高払い制度による外来診療を行うことを認める。国民の窓口負担は中くらいだ。

救急医は義務として24時間365日、救急医療を提供する義務を負う。権利としては、例えば3年間以上の救急医としての勤務実績があれば内科専門医や外科専門医の資格取得を認め、さらに将来、診療報酬が上乗せされる制度にするのだ。

国民の窓口負担は軽症で救急外来を受診した場合に最も大きくなるように制度設計する。

これで医療提供体制が明確になり、二重検査、二重投薬が激減する。

そして国民に分かり易い医療提供体制、「かかりつけ医」制度が完成する。

さらに経済的には重複を防ぎ医療費の無駄が減る。医療提供者側にとって、専門病院は軽症患者の受診が減り業務に集中できる。軽症患者が大病院へ集中しなくなる。救急病院への軽症患者受診が減る。すなわち勤務医の過労死が減る。一般医は「かかりつけ医」に専念できる。救急医が十分に確保されるため救急医療崩壊を防ぐことができる。以上のような利点がある。加えて、国民にとっては分かりやすい医療提供体制になる。「かかりつけ医」を見つけやすい。「かかりつけ医」での医療費、窓口負担が安くなるという利点がある。

医療制度全体から見ても国民への医療コストの意識づけとなる。医師の働き方改革すなわち勤務医の過労死抑制。そして一般医が定額払い制度による外来診療を開始することにより、自由開業制であっても市場原理が働き一定の人口に対して一定数の一般医が自然に分布するようになるため、全国への医療提供が均一になると考えられる。このような利点があるのだ。

3つのエピソードで分かる無駄の本質

3つのエピソードを紹介した。

3つのエピソード、老人医療、精神科医療、日常診療のエピソードを紹介した。

これら3つのエピソードで分かる無駄の本質とは何か。

それは必要な医療と不必要な医療を判別する制度、システムの欠如である。

医療費が増大してきた原因は何か。

高齢化や医療の高度化が原因でもあるだろう。しかし数十年と変わらない医療制度も原因のひとつである。国民皆保険制度ができたのが1961年。

それから日本はどうなったのか。

国鉄、日本国有鉄道は分割、民営化されJRになった。

郵政省はなくなり民営化された。

電電公社もなくなり、民営化。各社が携帯電話を販売している。

専売公社もなくなり民営化。

旧態依然としているのが医療制度だ。時代は変わった。医療も変わらなければならない。

老人医療費の無駄はいくらなのか

老人医療費の無駄は一体いくらになるのか。

現在、日本の老年人口は80歳以上で1000万人以上だ。

そのうち寝たきり状態や認知症で意思表示困難な人々は300万人から400万人と推定される。つまりこれだけ多くの人々が本人の明確な同意なしに医療を受けていることになる。もちろん家族や代理人や保護責任者といった保証人の同意は得ているだろう。しかし「本人の同意」ではない。

公的医療として「本人の明確な同意」のない医療は認めない、無駄である、あるいは無駄どころか虐待であると判断したとしよう。

老人1人あたりの年間医療費は平均で約100万円である。年金・介護料を合わせると約200万円。つまり老人1人あたりの年間の社会保障費は少なく見積もっても約300万円である。

つまり日本全体では100万円×300万人、400万人／年＝3，4兆円／年の医療費の無駄があることになる。

年金・介護料あわせて計算すると300万円×300万人、400万人／年＝9兆円から12兆円／年の費用について再考の余地があるということだ。

精神科医療費の無駄はいくらになるのか

精神科医療費の無駄は一体いくらになるのか。

精神科病院の入院医療費は年間およそ1兆5千億円だ。

入院期間が半年以上の入院はすべて無駄だと判断したとする。

つまり公的医療では漫然とした医療は無駄であると判断したとする。精神科病院の全入院患者のうち入院期間が半年以上の患者は全体の3分の2を占める。

つまり年間では1兆5千億円×2／3＝1兆円／年が無駄な医療費となる。

二重検査、二重投薬の無駄はいくらになるのか

二重検査、二重投薬による無駄は一体いくらになるのか。

診療所、医院、クリニックの入院外医療費について考えてみる。

日本の診療所、医院、クリニックを含む、の年間の入院外医療費は約8兆円である。

そのうち20%から30%にあたる2兆円は薬剤費と考えられる。

したがって診療報酬本体部分は約6兆円となる。

日本の診療所は約10万施設である。

よって6兆円÷10万施設＝6000万円／1施設／年間の診療報酬本体となる。

週に5日間の診療だと年間では200日の診療となる。よって6000万円÷200日＝30万円／1施設／日の診療報酬となる。

仮に診療所での検査、投薬を定額払い制度にし、新患つまり初診料は5000円、再来つまり再診料は3000円に設定したとする。

1日あたりに新患が10人、再来が40人とする。

1日あたりの診療報酬は5000円×10人＋3000円×40人＝5万円＋12万円＝17万円となる。

現在の試算の3分の2となった。

つまり6兆円の3分の1である2兆円は無駄であると試算される。

公的医療はどうあるべきか

公的医療の適応は厳格でなければならない。

私費医療であれば自由にすればよい。

公的医療はどうあるべきか。

ひとつ、本人の望む医療であること。自己決定権の尊重。

ひとつ、相応の治療成果アウトカムを保証できること。漫然とした医療からの脱却。

ひとつ、医療提供体制の効率化。役割分担を明確化する。重複医療の削減。

ひとつ、命にかかわる傷病を優先する。優先順位の概念の導入。

ひとつ、費用対効果コストパフォーマンスを考慮した医療。

これが公的医療のあるべき姿であろう。

老人医療費の無駄は年間に約４兆円から６兆円と試算された。

精神科医療費の無駄は年間に約１兆円と試算された。

二重検査、二重投薬による入院外診療費の無駄は年間に約２兆円と試算された。

少なくとも今の日本には年間に約７兆円から９兆円の医療費の無駄があるのだ。

社会保障費を含めると12兆円から15兆円の無駄があると試算された。

さらに優先順位の概念や費用対効果の概念を導入すれば、より多くの無駄を指摘できるだろう。

改革に必要なのは理念

改革に必要なもの、それは理念だ。

医療提供者の考える理念。法律家の考える理念。政治家の考える理念。国民が望む医療と理念。そして具体的な事例を検証し医療制度や法律、診療報酬制度や公的保険制度を決めていく。これが正しい方法だ。

その改革に理念はあるのか。常に自問自答しながら議論すべきである。

日本の社会保障費増大は重大な問題である。解決のためには社会保障制度の根本的な改革、抜本的な改革が必要である。国鉄が民営化されたような大改革が必要だ。

ここでは年金の問題は割愛する。

医療費と介護福祉費に焦点を当てる。

抜本的な改革が必要であるが、どのようにすればよいのか。

日本の国の社会保障費増大に関係するのは公的医療である。したがって医療、介護福祉について公的なものと私的なものとに分けて考える必要がある。分けて考えるのだ。公的な医療、介護福祉はどうあるべきかについて考える。言い換えれば医療、介護福祉全体の中で公的に行うべきものは何か、ということになる。

そこで必要になるのが理念だ。

公的に行うべき医療や介護福祉の選別基準となる考え方だ。公的医療、介護福祉はこうあるべきだという理想とも言える。

公的医療、介護福祉の基本理念は何か。

それは「誰もが望む医療を貧富の差がなく平等に受けられる」ということであろう。

これは国民皆保険制度の基本理念でもある。

これから公的医療の理念について考えていこう。

理念と具体的な対策

提案される理念
「公的医療は本人が望むものでなければならない」

「公的医療には本人の同意が必要」

以上の理念を提案する。

患者の自己決定権は最も大切なものである。自由と自己決定権は侵害してはならない。

命よりも大切なもの、それが自由と自己決定権だからだ。

この理念より派生する考え方。

公的医療を受ける際に本人の同意が得られるかどうか事前に確認できる制度が必要である。

特に認知機能や身体機能が低下した高齢者は定期的に、例えば毎年、意思表示可能かどうか確認することが必要である。

そのうえで「老衰」について考える。

倫理的に判断しコンセンサスの得られる基準を考えた。

「老衰」の定義（案）だ。


【高齢】

【自己決定能力の喪失】

【上記の状態が1年以上継続】

以上の3項目すべてを満たすものを「老衰」と定義する。

急性疾患や事故、外傷などによる一時的な意思表示困難な状況を除外するために一定期間以上の確認期間を設けた。

今回は1年以上と定義した。

「老衰」を定義することで医療は変わる。


次に提案される理念。

「公的医療は相応の成果を得るものでなければならない」

「公的医療では半年間あるいは1年間以上の入院は基本的に漫然とした医療と判断する」

以上の理念を提案する。

そのうえで「慢性特定精神疾患（仮称）」を定義（案）。

倫理的に判断しコンセンサスの得られる基準を考える。

「慢性特定精神疾患（案）」


【精神疾患である】

【入院診療を含む適切な診断、治療を受けても治癒に至らない】

【自傷他害の恐れがある】

【上記の状態が1年以上継続する状態】

以上のすべての条件を満たすものを「慢性特定精神疾患（仮称）」と定義する。

「慢性特定精神疾患（仮称）」を定義することで医療は変わる。


次に提案される理念。

「公的医療では二重検査や二重投薬などの重複医療を最小限にする」

「公的医療では医療提供体制を明確にする」

以上の理念を提案する。

そのうえで医療提供体制の抜本的改革を提案する。

すなわちすべての「保険医」を「一般医」「専門医」「救急医」のいずれかに分類する。

そして危険性を伴う高度医療、致死的疾患や急性期疾患を扱う医療、休日・時間外等の通常診療時間以外の医療、緊急性があり迅速な対応が求められる医療について診療報酬単価をより高点数とする。つまり救急医療や小児医療、産科医療の診療報酬を手厚くする。また高度な知識や技術を要する場合も診療報酬を手厚くする。これにより実働医師を保護し医療崩壊を防ぐのだ。

すべての「保険医」を「一般医」「専門医」「救急医」のいずれかに分類することで医療は変わる。

3つの提案

医療制度改革について3つの案を提案した。

いずれも事例検討より導き出した結論だ。

すなわち、「老衰」を定義する、「慢性特定精神疾患（仮称）」を定義する、すべての「保険医」を「一般医」「専門医」

「救急医」のいずれかに分類する、という提案だ。

これらはいずれも患者の権利を侵害するものではない。

そもそも前二者は患者本人が希望して提供している医療ではない。

後者については完全に医療提供側の問題である。

つまり患者の医療を受ける権利を侵害するものではない。だから無駄なのだ。

医療制度改革に関するこれら3つの具体的な提案、これらに共通する特徴。
1）患者の医療を受ける権利を侵害するものではないこと。
2）不必要な医療をやめることにより大幅な医療費削減、コストダウンが可能であること。
3）必要な医療に影響を及ぼさないこと。
4）高齢化が進行すればするほど有効な方法でもあること。
5）尊厳死の具体的な手続きが可能であり、法律による定義も可能なこと。
以上のような特徴がある。

医療費が変わる

医療制度を変えれば医療費は変わる。

「老衰」の定義で年間に3兆円から4兆円の医療費が削減される。

老衰状態の患者は300万人から400万人と推定されるからだ。

年金・介護福祉費用を含めると年間に9兆円から12兆円の社会保障費の削減になるだろう。

また「慢性特定精神疾患（仮称）」の定義で年間に1兆円の医療費が削減可能であろう。

さらに「保険医」を「一般医」「専門医」「救急医」に分類することで年間に2兆円の医療費が削減できる見込みである。

つまりこれら3つの提案を実現すると年間に6兆円から7兆円の医療費削減、さらには年間に12兆円から15兆円の社会保障費が削減可能である。

要するに患者本人の同意のない医療をやめる、精神科病院における1年間以上の長期入院をやめる、外来診療における二重検査、二重投薬をやめる、これだけで毎年10兆円の医療費、社会保障費が削減できるのだ。

結局、大幅な医療費削減、コストダウンのためには不必要な医療を定義してやめるしかないのだ。それは同時に必要な医療を守り持続可能な社会保障制度を創ることにつながる。

第四章

全世代型社会保障と医療大国・日本

ホメオスターシス
医療費増大と国家予算
少子高齢化と人口減少：「医療費亡国論」は現実化
これまでの医療費削減案：理念と事例研究の不足
老人医療の問題点と、その解決
精神科医療の問題点と、その解決
医療提供体制の問題点と、その解決
医療の無駄、その本質
医療費の無駄は10兆円、その10兆円で新たにできること
すべてのベビーに100万円
全世代型社会保障と医療大国・日本
輝き続ける日本

ホメオスターシス

いま日本はゆっくりと破滅へ向かっている。

いまだ人類が経験したことのない危機。

医療費と社会保障費増大が国家予算を圧迫し経済危機を引き起こす。

「医療費亡国論」は現実化している。

それだけではない。

世界史上、初めて経験する少子高齢化。少子高齢化はその後に急激な人口減少社会を生み出す。少子高齢化と人口減少による労働力不足は社会のインフラ維持を困難にする。

つまり日本はゆっくりと、そして確実に破滅へ向かっているのだ。

ホメオスターシス。

ホメオスターシスとは恒常性の維持のこと。

生物は生命維持のために最適な状態を常に保つように機能している。生体が外的または内的環境の変化を受けても生理状態などを常に一定に調整し恒常性を保つ。例えば人体の血液は弱アルカリに保たれている。酸塩基平衡という。極度の酸性やアルカリ性にはならないようになっている。また血糖値もそうだ。異常な低血糖や高血糖にはならないようになっている。外気温が変化する夏や冬でもヒトの体温は36℃前後に保たれている。これが恒常性の維持だ。つまり生物は自己の生存のために最適な状態、同じ状態を維持するものなのだ。生物が進化する場合は何百年、何千年、何万年もかけて変化していく。決して短期間で進化することはない。生物での急激な変化は死を意味する。ホメオスターシス。生命、生存に必要な働き。「進化論」で有名なダーウィンは言った。「環境の変化に対応できるものが生き残った」と。それ程、環境の変化は生物にとって脅威なのだ。

社会にもホメオスターシスはある。

世界にはそれぞれの社会が平和に円滑に機能するための最適な状態があり、それが維持されなければならない。時代とともに、その社会にとっての最適な状態は変わるかもしれない。しかし、その場合でも数十年、数百年かけて変化し社会は生存のために適応していく。それが社会の進化だ。しかし急激な変化は社会を破壊する。

ホメオスターシスの喪失。

今の日本がまさにその状態にある。ホメオスターシスを失いつつある。

古代文明の消滅の謎。その原因は何か。古代文明の消滅の原因が解明されていない。

社会の人員構成や制度、仕組みに急激な変化が起きてホメオスターシス不能となり消滅したのではないだろうか。現代社会でも同じようなことは起きるだろう。

日本社会の生存のために必要なもの。

それはホメオスターシスだ。

社会保障費の増大を止め、国家財政を正常化させる。

少子化を止め、人口構成を最適化させる。

そうすれば急激な人口減少を回避できる。

日本社会の生存のために必要な最適な状態が維持される。

ホメオスターシスだ。

医療費増大と国家予算
少子高齢化と人口減少：「医療費亡国論」は現実化

日本社会の生存のために必要なこと、ホメオスターシス。

社会保障費増大を止め、少子化を防ぐことである。

具体的には社会保障費を削減し少子化を防ぐために必要な政策を考えることである。

もっと単純に考える。

社会保障費を削減し、その削減した予算を出産や子育て、教育のために使うことだ。

それが日本社会の生存のために必要なことである。

日本社会の生存のためには社会保障費削減が必要であること述べた。なぜならこのままの状態が続けばホメオスターシスを失うからだ。

ではどのようにして社会保障費を削減するか。

難問である。

社会保障費の問題はふたつ。収入の問題と支出の問題だ。

社会保障費の問題は収入不足と支出増大である。

収入不足に対する対策として、いわゆる窓口負担、自己負担割合を増やしていることはすでに述べた。また消費税を増税し社会保障費に充てようとしている。しかし、それでも収入は社会保障費の増大には追いつかず国債発行額の累計は年々、増額している。

社会保障費増大に追いつかない歳入。そして山積する問題。

社会保障費増大に対して医療費の窓口負担割合を増やしたり消費税を増税したりして対応しようとしている。それでも歳入は追いつかず累積国債発行額は年々、増大している。

もっと問題はある。

先に述べたように国民皆保険制度は既に崩壊しているということだ。

健康保険料の未納世帯が４００万世帯、生活保護世帯が２００万世帯、あわせて６００万世帯が健康保険料を納めていないのだ。

国民皆保険制度はすでに崩壊していると言える。だから応益負担が必要なのだ。

健康保険料を納めていない者はそのままで、保険料を納めている者にこれ以上の負担が増すことは許されない。応益負担は必要だからだ。応能負担だけで医療や社会保障を行うのであれば税金でまかなえばよい話である。健康保険料や介護保険料、年金掛け金を徴収する必要はない。わが国の社会保障制度は応能負担と応益負担の組み合わせで成り立っているはずだ。

しかし窓口負担を増やすことや消費税増税は今まできちんと保険料を納めている者の負担をさらに増やすことになる。他の対策を講ずることなく負担を増やすことは許されない。

さらに深刻な問題がある。

社会保障費増大への対策すなわち健康保険料引き上げ、窓口負担引き上げ、消費税増税は子育て世代の家計を直撃し経済的負担が増すことにつながる。経済的に不安定な子育て世代がこれまで下がり続けた出生率を上げるだろうか。上げるわけがない。

日本社会のホメオスターシスのためには子育て世代を守らなければならないのだ。

そのために必要なもの。

それは増税ではなく社会保障費の削減だ。さらに言えば医療費の削減だ。

「医療費亡国論」を現実化させてはならない。

これまでの医療費削減案：理念と事例研究の不足

医療費増大が国家財政を圧迫しているとして21世紀に入り診療報酬は減額され続けた。日本の公的医療においては原則として2年に一度、診療報酬単価が改定されているが、全体としては減額、マイナス改定が続いている。

診療報酬単価がマイナス改定なのに医療費が増大するのはなぜか。

その理由はこうだ。

1つめ。高齢化により病気になる人が増えた。当然、若者よりも高齢者は病気になり易いからだ。

2つめ。新しい薬が開発され以前は治らないような病気も治るようになったり、悪化を遅らせたりすることができるようになったからだ。新しい薬、新規薬剤はその開発のために膨大な時間と莫大な資金を費やしており、特許を取得すると公的保険でも高額な薬価になり易い。

3つめ。新しい治療手技や手術が開発され保険適応になるからだ。分かりやすい例を挙げると脳死からの臓器移植手術がそうだ。平成の世になって初めて保険適応となった。

新しい治療手技や手術も新規薬剤が高額になり易いのと同様に診療報酬が高く設定され易いのだ。

以上の理由により日本の公的医療の診療報酬はマイナス改定が続いているのに全体としては医療費が増大し続けているのだ。

一律に医療費を下げる、一律に診療報酬を下げることの害。

一律に医療費、診療報酬を下げると必要な医療も維持できなくなる恐れがある。

医療に必要と不要があるのだろうかと思われるだろう。

すべての医療は必要だと。

しかし実際には不必要な医療や不要な医療は存在する。

必要な医療、不必要な医療、不要な医療を区別せず一律に診療報酬を下げれば必要な医療まで失うだろう。

必要な医療まで失いつつある。

それが救急医療崩壊、小児科・産科医療崩壊、地域医療崩壊だ。

典型的な事例についても先に紹介した。いわゆる「救急車たらい回し事件」だ。

一律に医療費を削減しようとすると必要な医療まで失われ日本の医療は破壊される。

第二章でこれまでの医療費削減案を解説した。

これまでにさまざまな医療費削減案が提案されており中には一定の成果を挙げているものもある。しかし全体としては不足しており効果的とは言えない。

そして必要な医療、不必要な医療、不要な医療の選別についての議論がない。

日本の公的医療はどうあるべきかという理念についての議論も不足している。

加えてどういうケースが、どういう事例が理念と適合しない医療であるかという事例研究が圧倒的に不足している。


公的医療はどうあるべきか。

「誰もが望む医療を貧富の差なく平等にいつでもどこでも受けられる」

これが公的医療のあるべき姿である。国民皆保険制度の理念である。

さらに言えば国家の資源は無限ではない。限りある医療資源、ヒト、カネ、モノを有効に合理的に使う必要がある。

公的医療では漫然とした医療は認められない。

公的医療はどうあるべきか。

誰もが望む医療であり患者本人が望む医療であること。

平等な医療であること。

地理的、時間的な制約のない医療であること。すなわちフリーアクセス。

医療資源を有効に合理的に活用する医療であること。漫然とした医療からの脱却。

物理的な無駄のない医療。重複医療の禁止。

以上が公的医療のあるべき姿である。

老人医療の問題点とその解決

現代日本の医療には問題が山積している。

そのなかでも象徴的な3つの事例を第三章で提示した。

1例目は、いわゆる高齢者の延命治療の典型例を紹介した。

本質的な問題点は何か。

それは患者本人が望む医療ではないことだ。

公的医療の理念に反するということだ。

理念に反する医療に日々、莫大な医療費が投入されていることを知るべきであろう。

ヒポクラティスの誓い。

リスボン宣言。

インフォームド・コンセント。

いずれの理念にも反する。患者の意思なき高齢者の延命治療。これをただちにやめるべきだ。１９８１年に発表された世界医師会「患者の権利に関するリスボン宣言」。

「尊厳をもって死ぬことは患者の権利である」とある。

尊厳死とは、不治で末期に至った患者が本人の意思に基づいて、延命処置を受けずに自然の経過のままに受け入れる死のことで、終末期における治療の差し控えや中止、緩和ケアの結果による死を意味する。

しかし今のままの制度では延命治療を中止することはできない。

なぜなのか。

医療の理念に反する患者の意思なき延命治療をなぜ中止することができないのか。

その理由は法律の壁の存在である。

法律の壁の存在が意思なき延命治療の中止を阻む。

保護責任者遺棄致死罪。

業務上過失致死傷罪。

これらの存在が患者の意思なき自動的な延命治療を生み出している。

家族や老人ホームの職員が意思表示不能な高齢患者を自然な経過で看取りたいと考えてもそれは許されない。保護責任者遺棄致死罪に問われるかもしれないからだ。また医療側の医師や看護師も少なくとも最低限の治療は行わなければならない。なぜなら業務上過失致死傷罪にならないためだ。意思表示不能な高齢患者にも治療が行われる。

これを防衛医療ともいう。

意思表示不能な高齢患者にも法律によって自動的に延命治療が行われているのだ。

これをやめるにはどうすればよいのか。

新たな法律が必要だ。そして新たな制度を作る必要がある。

死とは

死とはどのような状態か。

人の死。

心臓が止まり、呼吸が止まり、意識を失う。

医学的には心臓停止、呼吸停止、そして脳の機能の消失を意味する瞳孔散大、この3つがそろって「死」であると定義されている。「死の三徴候」ともいう。

しかし死とは自明の理であるとされてきたため法律上の死の定義はなかった。

「死」が法律で定義されたのは1997年、平成9年に臓器移植に関する法律ができたときである。そのとき同時に「脳死」についても定義された。

長い間、法律で定義されていなかった「死」が法律で定義されたのはなぜか。

それは臓器移植手術という新しい治療法を実行するために「脳死」という死を定義する必要があったためである。つまり医療技術の発展と社会環境の変化が新たな法律を作らせたと言える。

では今、必要な法律は何か。

それは「老衰」の定義である。超高齢化社会となったいま必要なのは「老衰」の定義だ。

老衰

自然死とは何か。老衰とは何か。

高齢になり体が弱り床に就く。病に伏す。

やがて意思表示不能になり食事を摂ることもできなくなる。

そして静かに息を引き取る。

これが天寿を全うした人の自然な死ではないだろうか。

そこへ医学、科学技術の発展と生命維持装置の誕生が入り込んだ。

人は意思表示不能でも食事を摂ることができなくても呼吸ができなくても血圧が低くても延命できるようになった。

人工呼吸器や静脈栄養つまり点滴、胃瘻からの栄養注入、血圧を上げるための薬である昇圧剤などの存在により延命治療が可能になったのである。

これが高齢者に対する過剰な延命治療だ。

命よりも大切なものがある。それは自由と自己決定権だ。

本人の同意のない延命処置、延命治療は虐待であると宣言すべきなのだ。

「死」の前の「老衰」を法律で定義することによって自然死を守ることができる。


超高齢者はどのような最期を過ごすべきか。

さまざまな議論があるが解決には至っていない。

尊厳死、安楽死の問題について議論すると必ず「高齢者は死ねというのか」という反論がある。なぜ議論が進まないのか。

その理由のひとつは、「高齢者」という集団・対象を一律に議論しているからである。年齢のみで対象を決めているため理解が得られない。

もうひとつの理由は「治療」する、しない、の二者択一の選択にしているため理解が得られないのである。

「治療」にはふたつの意味があることを先に説明した。

「治療」という言葉にはふたつの意味がある。

病気や怪我などの正常ではない状態を治癒させることをＣｕｒｅキュア、病気や怪我、高齢などの理由によりさまざまな不快な症状がある場合に、それらの症状を和らげることをＣａｒｅケアという。このように分けて考える必要がある。

自然死を守るために必要なことは何か。

それは「老衰」を定義すること。

そして「老衰」となったときにＣｕｒｅキュアのための医療を中止することだ。

その代わりにＣａｒｅケアのための医療を最期まで行うのだ。

「老衰」を定義すること。

それは医学の発展に伴い発生した新たな問題、高齢者の過剰な延命治療を解決するために必要なことだ。臓器移植という新しい治療方法が可能になったとき脳死の定義が必要になったことと同じように。

自然死、尊厳ある死、医療を受けない自由、自己決定権。

これらを守るために法律で「老衰」を定義することが必要である。

科学の基本は観察である。

注意深く観察することで見えるものがある。

生と死を最も多く観察しているのは現場の臨床医である。

したがって、生と死について最も科学的に語ることができるのは現役の医師なのだ。

加えて、死生観という感情的な側面での議論が必要である。

そのコンセンサスにより社会保障制度改革は行われなければならない。


高齢者の過剰な延命治療をやめる方法として、「老衰」を法的に定義することを提案した。

第三章で提示した事例がまさに本人の同意のない高齢者の過剰な延命治療の事例だ。

これを防ぐためにすべきこと。

「高齢となり、かつ、自己決定能力を喪失した状態」を「老衰」と定義すること。

「老衰」と認定されたらＣｕｒｅキュアのための医療は中止しＣａｒｅケアのみを行う。

その場合、公的健康保険、年金、介護保険の権利を喪失する代わりに終身の公的ケアを保証する「老人ケアハウス」への入所権を得るという制度を提案した。

老衰を定義することで年間に3兆円から4兆円の医療費を削減できる。介護費用、年金を合わせた社会保障費全体では9兆円から12兆円の削減が可能だ。それを原資に全国に老人ケアハウスを建設する。１０００人収容可能な老人ケアハウスを全国に５０００か所、建設するのだ。建設候補地は少子化によって廃校になった全国の廃校跡地だ。少子化を逆手に取り高齢化問題を解決できる。

老人ケアハウス

全国にある廃校跡地はどのように利用されているのか。

20世紀末頃より少子化によって就学人口が全国的に減少した。廃校の発生も増加している。文部科学省ホームページによると平成14年度から平成27年度までに全国で６８１１校が廃校となっている。

全国の５０００か所以上ある廃校跡地はどのように利用されているのか。

実はほとんど公的な意味での有効利用はされていない。

学校跡地。

今は廃校になったとはいえ、もともと学校として機能していた場所である。

どのようなイメージだろうか。

広大で平坦な土地。町や村のような田舎でも、そのなかでも中心地のような交通の利便性の良い土地ではないだろうか。

廃校を利用する利点。廃校を利用するメリットは何か。

ひとつ、広大で平坦な土地。ひとつ、比較的に交通の利便性が良い。ひとつ、ほとんどすべてが国有地などの国有財産であることが挙げられる。

すなわち老人ケアハウス建設のために最適な場所であると言える。

老人ケアハウスには災害避難所の役割も持たせる。

日本は地震の多い国である。今後30年以内に南海トラフのような巨大地震が起こる確率は80％以上であるとも言われている。地震だけではない。台風や津波、寒波や熱波など自然災害は多い。そのようなときに国民を守るのは大規模な避難所だ。廃校跡地では広大で平坦な土地に老人ケアハウスを建設できる。そして交通の利便性もよい。自然災害時の避難場所として最適なのだ。

老人ケアハウスに大規模避難所の役割も持たせる。自然災害時を想定し自家発電が可能な施設にする。それにより自然エネルギー開発の実験場としても利用できる。すなわち風力、水力、太陽光などの自然エネルギーを利用できる装置を合わせて設置する。これにより自然エネルギーの研究も進み、万が一の大規模な自然災害にも対応でき国民を守ることができる。

話を戻そう。老人ケアハウスの運用はどのようにするのか。

全国にある廃校跡地、５０００か所に１０００人収容可能な老人ケアハウスを建設する。単年度で建設する必要はない。例えば全国に５００か所ずつ建設する。１か所につき１０００人収容できるため毎年50万人を収容できる老人ケアハウスが完成することになる。これを10年間、続けると全国に５０００か所、合計で５００万人を収容できる老人ケアハウスが完成する。

老人ケアハウスへの入所はどのようにして行われるのか。

「老衰」と認定された高齢者は入所権を得る。「老衰」の定義は先に述べた通りだ。高齢であり、かつ、自己決定能力を喪失した場合に「老衰」と定義することを提案した。この場合の「高齢」を何歳以上とするかについては問題が残る。一般的には平均寿命である80歳代あるいは80歳以上とするのが無難であろう。ただし法律制定の初年度から高齢者の定義を80歳以上と設定すると「老衰」認定者がいきなり数百万人となり老人ケアハウスの建設が間に合わないかもしれない。初年度は１００歳以上や90歳以上など超高齢者を対象として「老衰」認定を行う方が国民に受け入れられるかもしれない。老人ケアハウスの建設や受け入れ体制が整備された後、段階的に対象年齢を引き下げていけばよい。最終的には80歳以上とするのが妥当であろう。

老衰認定手続きはどのように行われるのか。

高齢者における「公的健康保険の更新」と「老衰認定」の手続き作業は同時に行われる。高齢者における「公的健康保険の更新」は毎年、行われることになる。

一定の年齢、例えば１００歳以上や90歳以上、80歳以上など法律で定めた年齢に達した高齢者は「公的健康保険の更新」を行うことになる。その手続きは都道府県単位で行われる。例えば運転免許試験場に隣接する施設で行うことになる。

公的健康保険の更新手続きでは何を行うのか。

まずは本人確認。

顔写真、目の虹彩、指紋の登録、認証、そして自己決定能力の判定だ。

自己決定能力はどのように判定するのか。

自筆自署で公的健康保険更新申請書を記載できれば合格だ。

自己決定能力はあるが書くことができない人はどうするのか。個人で単独でパソコンを操作し公的健康保険更新申請書を完成できれば合格とする。

いずれも不可能な場合は自己決定能力の喪失と判定され「老衰」認定される。

「老衰」認定されたら次の手続きが始まる。

まず公的健康保険を喪失する。さらに介護保険と年金受給資格も喪失する。代わりに「老人ケアハウス」への入所権を取得する。保護責任者は通知を受け取り次第ただちに「老人ケアハウス」へ入所させる義務を負う。その後は保護責任者の義務は免除される。

「老人ケアハウス」でのケアはどのように行われるのか。
その前に、まず病院や介護施設でのケアはどのように行われているのか解説しよう。
現代医療におけるケアはどのように行われているのか。
キュアとケア、老衰かどうか、に着目して分類する。
A　病院
B　介護福祉施設
C　在宅介護
に分類する。さらにA・B・Cは亜分類できる。
A－1病気や怪我の治療（キュアが目的）
A－2病気や怪我および老衰状態（ケアとキュアが目的）
A－3老衰状態（ケアが目的）
B－1非老衰状態（ケアが目的）
B－2老衰状態（ケアが目的）
C－1非老衰状態（ケアが目的）
C－2老衰状態（ケアが目的）
以上のように分類できる。
このように分類すると医療や介護の本来の役割が明確になる。
病院の本来の役割。それは病気や怪我を治すこと。つまり根本的治療、キュアがその役割だ。もちろん治療に伴い広い意味でのケアも必要ではあるが本来はキュアを目指すことが病院の役割である。つまりA－1が病院の役割、仕事である。

しかし「老衰」が定義されていないためＡ－２、Ａ－３の状態で通院、入院している患者も大勢いる。


Ａ－２、Ａ－３の問題点。

「老衰」の定義についてはすでに解説した。

高齢であり自己決定能力、意思表示能力の喪失した状態だ。つまり自分でさまざまな方法の中から何かを選ぶことができない状態である。数多くある選択肢の中から自分に最適なものを選ぶ能力が失われた状態である。つまりＡ－２においては自分で、自らが判断して入院しているのではない。では誰が判断したのか。それは保護責任者、多くは親族、や医療従事者、介護施設職員だ。患者自身の意思で入院しているのではない。

次の問題点。

入院した場合、医療行為を受けることになる。つまり診療を受ける。その場合も本人の意思ではないのだ。本人が望むことではないかもしれない。本人は拒否したいのかもしれない。

多くの人は思い違いをしている。

医療は病気や怪我を治す魔法ではない。

苦痛なく病気や怪我という苦しみから解放してくれるものではないのだ。

血液検査ひとつにしても苦痛を伴う。点滴という治療、血管内に水分を補給する治療ひとつにしても苦痛を伴う。なぜなら血液検査、点滴、いずれも血管に針を刺さなければならないからだ。必ず痛みを伴う。

医療を受けない権利も大切な権利だ。

多くの場合、医療には苦痛を伴う。なぜ人々はそれでも医療を受けるのか。

それは医療、治療に伴う苦痛を越える利益があるからだ。病気や怪我による苦痛の方が治療に伴う一時的な苦痛より苦しくて耐えられないからだ。そうでなければ、治療に伴う苦痛の方が苦しければ、医療は受けない方がいい。

病気や怪我の状況はさまざまだ。「病状」という。

医療を受けた方が良い場合、医療を受けない方が良い場合。さまざまなのだ。

医療には多種多様な検査方法や治療方法がある。患者は医師から提案されたこれらさまざまな診断・治療手段の中からひとつずつ自分に最適なものを選ばなければならない。

医療では多くの選択肢の中から自分に最適なものを選ぶ必要がある。

これが医療なのだ。

では自己決定能力の喪失した人はどうなるのか。

保護責任者や医療従事者が勝手に決めているのである。これが道徳的であると言えるだろうか。本人の意思を確認していないのだ。もうこのような医療はやめるべきである。

A－3についても同様だ。

本人の望まない入院はすべきではない。さらに言えばキュアすべき病気や怪我を伴わず、ただ単に高齢で自立できていない老衰状態にある人々が多く入院している。本来の目的とは掛け離れた仕事で病院での入院治療という高コストを要する医療が行われているのだ。

「老人ケアハウス」が担う役割。

「老人ケアハウス」は老衰認定された人々のケアをその生涯の終わりまで行う。

A－2、A－3、B－2、C－2に該当する人々のケアを行うのだ。

そうすることで病院はＡ－１、つまりキュアを担う。

介護福祉施設はＢ－１のケアを担う。

在宅介護はＣ－１のケアを担う。

このように役割分担がはっきりする。明瞭な医療制度になる。

病院でのケアは高コストだ。

医師、看護師、薬剤師、臨床検査技師、放射線技師、理学療法士、栄養士など専門職が多く配置されている。なかでも看護師は特に多く配置されている。急性期の傷病を治療する病院では患者７人に対して看護師は１人以上配置されている。人件費だけでも高額になる。したがって病院でのケアはかなり高額な費用が必要だ。

「老人ケアハウス」はケアする場所だ。キュアを目指すことはない。したがって病院とは職員、スタッフの配置が異なる。

１０００人収容できる「老人ケアハウス」としよう。

常勤医師は１人で十分だ。非常勤医師は日中に10名程度、夜間に２名程度で十分だろう。

看護師も医師と同数程度でよい。つまり入所者１００人に１人程度の看護師でよい。

さらに言えば薬剤師、臨床検査技師、放射線技師、理学療法士は不要だ。キュアを目指すための検査や治療、投薬が不要だからだ。

ただしケアのための職員、スタッフは十分に配置しなければならない。介護士は入所者10人につき１人程度は必要だろう。１０００人収容できる「老人ケアハウス」ならば１００人の介護士が必要だ。入所者はすべて高齢で意思表示不能な「老衰」認定された人々だ。身綺麗にするためのケア、お世話、入浴介助、ベッドメーキングなどが必要になる。

ケアは介護士だけで行うのではない。

介護士が仕事としてケアを行う。それにボランティアが参加すればよい。

「老人ケアハウス」にすることでボランティアが参加しやすくなる。

いままで在宅介護をしていた家族が昼間だけでもケアを手伝えばいいのだ。毎日でなくてもよい。時間のあるときだけでよい。ボランティアとしてケアに参加し、また身内だけでなく入所者のケアを手伝えばよい。また社会人も学生も土曜日や日曜日、祝日にはケアハウスに行き、ボランティアでケアを手伝えばいいのだ。

ボランティア。

日本では馴染みの薄い言葉である。奉仕活動。

大規模高齢者入居施設でのケアを考える。

すべての日本人、ただし乳児や幼児は奉仕活動ができないため、一般労働人口と考えると約5000万人以上となる。

この、すべての日本人が1年に1回、わずか1日だけボランティアで高齢者ケアの奉仕活動を行うとする。1日あたり13万人となる。この13万人が全国にある5000か所の大規模高齢者入居施設へボランティアに行くとすると1か所あたり26人となる。大規模高齢者入居施設の入所者は1か所あたり1000人を想定している。したがってボランティア1人あたり38人の高齢者のケアを手伝うことになる。学校での一学級の人数とほぼ同じだ。実現可能な計画だ。

すべての日本人が高齢者のケアをボランティアで行う。

新しい時代、「令和の時代」の医療ではないか。

老人ケアハウスの特徴は、大規模、集約化、簡素、そして慈善だ。

ケアにボランティアが参加しやすい制度が必要だ。そのためにはまず法的根拠が必要になる。

つまり免責事項だ。

通常、医療の現場では常に責任を伴う。

ケアの途中に患者が転倒し怪我をしたり、入浴中に気分不良になったりして、その後の経過が悪ければ医療事故として刑事事件や民事裁判になることもあるのだ。

「老人ケアハウス」でのケアではこのような責任はない、という法的根拠が必要だ。

そうすればもっとボランティアが参加できる。


「老人ケアハウス」入所者が病気や怪我になったらどうするのか。

どのように対応するのか。

ケアハウスではキュアは目指さない。ケアする場所である。

すなわち自然に治るのを助け、治らない場合は、それによるさまざまな症状を和らげる治療、緩和ケアを行うのだ。

痛みに対しては痛み止め、鎮痛剤、熱には解熱剤、不眠には睡眠薬を与える。点滴や注射などはしない。飲み薬か貼り薬か、せいぜい坐薬だ。

そうすることで苦痛を伴う治療を行わなくて済む。ケアハウスでは食べなくなった人には無理に点滴しない。胃瘻もしない。そして自然な人生の最期を迎えることができる。

これが自然死であり尊厳死だ。


「老人ケアハウス」建設のもうひとつの重要な目的。

それは大規模災害時の避難場所としての役割を持たせることにある。

日本は自然災害が多い。地震、台風、大雨など。大規模災害時に国民を守るのは何か。

緊急避難場所である。

それも全国各地に必要だ。大規模な避難所が必要なのだ。

現状では学校や公民館、体育館が避難所として活用されている。しかし残念なことに通常それらの施設には食事や入浴の設備がない。冷暖房も完備されていない。

しかし「老人ケアハウス」では冷暖房完備、食事や入浴の設備も備えている。避難所に必要な機能が揃っているのだ。

全国に5000か所、1000人収容可能な大規模な施設ができる。そのすべてが常に入所者でいっぱいになるわけではない。ゆとりをもって建設される。そうすれば大規模災害時の避難所としての役割を果たすことができる。

さらに大規模災害時の停電に備えて自家発電できる設備を備えればよい。日頃から太陽光発電や水力発電など自然エネルギーを活用できる設備を備えれば完璧だ。

精神科医療の問題点と、その解決

日本の精神科医療の問題点は何か。

異常に多い入院病床数。

異常に長い入院期間。

そして高額の医療費が挙げられる。

異常に多い、異常に長い、というのは諸外国と比較しての評価である。

精神科疾患は慢性に経過するものが多く、また、自傷他害の恐れがあるものも含まれることから入院が必要になり入院期間が長くなる傾向があるのもある意味仕方がないことである。

日本と外国では医療事情が異なるというのも事実である。

しかし、それにしても精神科の入院は多すぎるし長すぎるのだ。

精神科の入院病床数、いわゆるベッド数は日本全国あわせると約30万床。

そして入院期間は3分の2以上が半年間以上の入院であり、なんと10年、20年という患者も稀ではない。それにより高額な医療費となっている。

漫然とした医療。

漫然とした医療とは何か。

それは到達すべき治療目標がない医療。病状に対する評価を日々、行うことを怠る医療。治療効果を評価しない医療。

それにコストパフォーマンスを考慮しない医療だろう。

先に述べたように日本の公的医療においては、他の疾患では通常、半年間以上の入院は認められないことが多い。長期入院となれば入院管理料等の診療報酬は極端に下げられる。脳卒中や心筋梗塞などの馴染みのある重大疾患でもだ。

しかし精神科疾患だけは別だ。

精神科入院医療の異常な多さ、異常な長さが高額な国民医療費の原因のひとつだ。

年間に1兆5千億円も使われているのだ。ここを改革しなければ適正な国民医療費の実現は困難であろう。漫然とした医療から脱却すべきだ。

精神科医療改革は次のようにして行う。
1）患者を隔離できる施設を別に建設する。「特殊ケアハウス」とする。医師、看護師の常駐は不要とする。
2）看護師と警備員の両方の知識、技術を持つ新たな専門職、資格を創設する。
「精神厚生管理官（仮称）」とする。
3）精神科の入院診療にもＤＰＣを導入する。目指すべき平均在院日数のデータは外国のデータを用いる。原則、入院期間が半年間あるいは1年間を超えたら「特殊ケアハウス」へ転院させる。

これで高額な医療費は削減される。ＤＰＣを導入することにより漫然とした医療から脱却できる。継続して隔離が必要な患者が行き場を失うこともない。

適切な公的医療制度を設計するときに、なるべく、できるだけ、しましょう、では意味がない。努力目標も大切であるが多くの場合それは達成されない。明確な数値目標と方針、施設基準が必要である。

精神科医療改革で期待される効果。

これらの改革で期待される効果は何か。

ひとつ。医療費削減である。

約30万床ある精神科入院病床。そのうち3分の2以上は半年間以上の入院である。

それらの患者を「特殊ケアハウス」へ転院させれば医療費は削減される。

精神科の入院医療費は年間に約1兆5千億円であるから、単純に計算すると、その3分の2、1兆円分が毎年、削減されることになる。

医療費削減効果に対する反論もあるかもしれない。

精神科病院を退院しても「特殊ケアハウス」に入所すれば、やはり同じ医療費が必要になるのではないか、という反論だ。

しかし同じではない。

一般に精神科入院医療費は1人あたり年間に４００万円程になる。

しかし「特殊ケアハウス」では医師、看護師、薬剤師、放射線技師、臨床検査技師、理学療法士の常駐は不要である。

その分、人件費が削減される。

新たな職種の「精神厚生管理官（仮称）」と介護士でケアが行われる。精神科医師の診察は月に一度、往診または外出で行われる。

期待される効果。もうひとつ。

新たな専門職の創設だ。雇用拡大にもつながる。

看護師と警備員の知識と技術を併せ持つ専門職「精神厚生管理官（仮称）」を創設する。

自傷他害の恐れのある特殊な疾患、精神科疾患患者をケアできる専門職だ。

つまり精神科医療においてもキーワードは「キュアからケアへ」である。

期待される効果。さらにひとつ。

患者視点ではあらたに「特殊ケアハウス」へ入所することにより複数の医師の診察を受けられるようになることが挙げられる。

精神科に限ったことではないが一般に入院患者はその病院、医院の勤務医の診察しか受けられない。入院中に別の病院の医師が診察することは極めて稀であり例外的だ。

つまり精神科病院に入院中の患者は長期にわたり、その病院の医師の診察しか受けていないことになる。長いときは10年、20年ということもあるのだ。

医療においてセカンドオピニオン、別の医師の診察、も重要だ。

「特殊ケアハウス」へ入所すれば医師の診察を月に一回、受けられる。これまでの主治医でもよい。また別の医師の往診を依頼してもよい。そして状況により外出して別の医師の診察を受けることもできるのだ。

かかりつけ医、主治医は大切だ。

長く診察を受けている医師では信頼関係も築きやすいだろう。

しかしときには別の医師の診察を受けることも大切だ。これをセカンドオピニオンという。

精神科疾患患者においてもセカンドオピニオンの権利は保障されるべきであろう。

期待される効果。最後に。

そもそも隔離自体が必要なのかどうかの意見を複数の医師に求めることができるようになるという利点がある。長期入院患者のなかには、もはや隔離自体が不要な患者がいる可能性がある。それを複数の医師の診察により決めることができるのだ。

医療提供体制の問題点と、その解決

日本における国民皆保険制度は貧富の差がなくすべての国民が必要な医療を受けられる制度だ。大変に素晴らしい制度であり守るべき制度だ。

一方で日本の医療提供体制は分かりにくい。

病院と医院、クリニック、診療所の違い。

専門医と救急医と、かかりつけ医の違い。

分かりにくい。

一言で言えば役割分担が不明瞭なのだ。事例3で示した通りだ。

だから二重検査や二重投薬が発生する。だから医療費の無駄が生まれるのだ。

医療費に着目すると医療提供体制の不備が見えてくる。

事例3で示した問題は日本の医療提供体制の不備を示している。

役割分担が不明瞭なのだ。つまり平日の日中にしか診療していない小規模医療機関、多くはクリニックや医院、診療所である、が大病院並みの検査を行い、診療報酬を得ている。

「出来高払い制度」という診療報酬制度だ。

検査すればするほど診療報酬つまり医業収入は増える。だから検査が多くなり日本の医療費は増大する。

診療に必要ならば検査してもよいではないか、という反論もあるだろう。

確かにそうだ。

しかし問題はここからだ。

ひとつ。その患者が重症であると判明した場合、小規模医療機関では対応できず他の大病院や専門病院を紹介したり転院したりすることになる。通常、患者を紹介され診察を行う大病院や専門病院では検査を一からやり直す。最新機器での検査が必要であるという理由。そして紹介元の小規模医療機関での検査からすでに時間が経過しているため、今、現在の患者の状態を確認するために再度、検査が必要になるという理由からだ。これらの理由により再検査となる。つまり基本的に自院で治療まで行えない、診療を完結できないのに検査をしてしまうと二重検査になってしまうのだ。診療報酬の多くは公的医療保険や公費から支払われている。自己負担はせいぜい1割から3割程度だ。多くは国民の税金や保険料から支払われているのだ。二重検査という無駄があってはならない。だから自院で専門的診療を完結できない小規模医療機関は「出来高払い制度」による外来診療を行うべきではない。もっと安い定額制で診療を行うべきである。問診と身体診察を中心とした診療を行い、かかりつけ医、一般医としての医療を行うべきである。

そしてもうひとつの問題。小規模医療機関は平日の日中にしか診療していないことが多い。つまり休日や夜間に患者の具合が悪くなり受診しようとしても受診できないことが多いのだ。事例3．のエピソードのように。その場合、患者は他の医療機関を受診することになる。それだけでも患者にとっては不幸なことだ。しかもそれだけではない。休日、夜間に他の医療機関を受診した場合、その医療機関が患者の最初に受診した小規模医療機関に検査結果を教えて欲しいと連絡しても連絡がつかないことがほとんどなのだ。つまり小規模医療機関で行った検査結果は患者の診療に役立つことができない。いくら高額な検査を行っても。

ここに二重検査の無駄が発生する。

要するに休日や夜間に患者や他の医療機関からの問い合わせに対応できない小規模医療機関は高額な検査をすべきではないのだ。それは患者の診療に生かされない可能性があり、また二重検査となる可能性があるからだ。


「出来高払い制度」を見直す。

「出来高払い制度」とは、診療で行ったすべての行為、つまり診察基本料、検査料、レントゲン、CT、MRI等の画像診断料などすべて合計した金額が診療報酬として医療機関に支払われる仕組みだ。現在、日本ではすべての外来診療が、専門的な治療を行う病院でも小規模医療機関でも同じように「出来高払い制度」となっている。

一方、「定額払い制度」とは。「定額払い制度」とは文字通り診療報酬として一定額を医療機関に支払う仕組みだ。例えば「初診患者1人につき5000円」、「再診患者1人につき3000円」などだ。初診とは初めてその病気や怪我で医療機関を受診することである。10年来、そのクリニックに高血圧症のために通院していても、初めて肺炎で受診した場合は「初診」になる。一方、「再診」とはもともと診察していた患者が同じ病気や怪我で再び受診することだ。高血圧症で10年間、通院している場合などだ。「初診」の場合、患者がどのような病状であるか把握するための知識、技術、労力を要する。したがって「定額払い制度」においてもやや高い診療報酬に設定されるべきであろう。一方、「再診」ではやや低い診療報酬に設定されるべきであろう。

なぜ「出来高払い制度」を「定額払い制度」に変えるべきなのか。

それは「定額払い制度」に変えることにより医療費削減効果が期待されるからだ。

なぜなら「定額払い制度」では、医療機関は無駄な検査をしなくなる。いくら検査しても得られる診療報酬は一定だからだ。したがって問診や身体診察などの基本的な診療によって診断し治療するようになるだろう。そうすれば専門病院との間で発生していた無駄な重複検査や重複治療もなくなるだろう。無駄な医療費が削減される。加えて多くの患者を診察しようとする動機付け、モチベーションとなるだろう。つまり小規模医療機関が本当の意味で、かかりつけ医として初期診療、プライマリーケアを担う制度になる。「出来高払い制度」は休日や夜間、診療時間外にも対応可能な施設であり、かつ、一定の高度な治療、例えば診療報酬1万点以上の治療手技、を年間に100件以上施行する施設、すなわち専門病院や専門医院に限定すべきであろう。

日本の医療提供体制の不備によって発生しているさまざまな問題。
1）国民にとって分かりにくい医療制度。かかりつけ医とは何か。具合が悪いときにどの病院やクリニックを受診すればいいか分からない。どの診療科を受診すればいいか分からない。
2）二重検査、二重投薬が発生。すなわち医療費増大。
3）医師数不足はないのに実働医師不足。地域や診療科での医師の偏在。つまり休日や夜間に働く医師の減少。真の意味で応召義務を果たす医師の減少。
4）医師の過労死問題。実働医師不足による一部の医師の過重労働。
5）救急医療崩壊。救急医療は最も休日や夜間に働く医師を必要としている。しかし実働医師が不足。
以上のような問題が発生しているのだ。

全国に病院は8000施設余り。クリニックは10万施設を超える。病院の10倍以上あるクリニック。

医療提供体制の不備はどこにあるのか。

多すぎるクリニック。

夜間、休日に診療しないクリニック。

「出来高払い制度」が適用され大病院並みの待遇を受けるクリニック。

ここに医療提供体制の不備がある。

クリニック不要論。

すべて病院ではなぜだめなのだろうか。クリニックの存在意義は何か。

役割に応じた制度を創り直すべきだ。


新医療制度（案）。

キーワードは義務と権利の組み合わせ、役割分担だ。

施設基準や施設要件ともいう。

医療提供体制を見直す。

一般に診療に携わる医師のことを臨床医という。医学研究者や官僚、事務官（医系技官）等に対する呼称だ。この臨床医のうち公的保険診療に従事する医師のことを保険医という。自由診療を行っている美容外科医等に対する呼称だ。

新しい医療制度を提案する。


保険医、いわゆる普通の臨床医すべてを「一般医」「専門医」「救急医」の3つのカテゴリーのいずれかに分類する。

日本の公的保険診療上、保険医全員を3つのカテゴリーに分類するのだ。定義は次の通り。
1）一般医とは専門医、救急医以外の保険医。一般病院、一般医院に勤務する医師のこと。

2）専門医とは専門病院、専門医院に勤務する保険医のこと。
3）救急医とは救命救急センターや救急指定病院に勤務し休日や夜間の救急診療に従事する医師のこと。
4）すべての医療施設を以下の通りに分類する。
医院と病院の定義は医療法の定義と同じ。

専門病院、専門医院とは、休日、夜間にも診療可能な体制にあり、かつ、年間に100件以上の高度な治療を行っている施設のこと。高度な治療とは診療報酬が1万点以上の治療のこととする。それ以外の医療施設を一般病院、一般医院とする。


「一般医」を概念上の「かかりつけ医」とする。

一般医の外来診療を「定額払い制度」にする。初診料は500点、再診料は300点とする。慢性疾患については再診を3か月に1回とする。一般医は初期診療、プライマリーケアを担当する医師と定義する。

入院医療費の計算はすべてDPCとする。

診療報酬の計算方法は3種類あることを説明した。

「定額払い制度」「出来高払い制度」「包括払い制度（DPC等）」である。

適正な医療提供体制にするため、役割分担が分かりやすい体制にするため、診療報酬の算定方法を変えるのだ。すなわち一般病院、一般医院の外来診療は「定額払い制度」とする。専門病院、専門医院、救命救急センターの外来診療は「出来高払い制度」とする。そしてすべての医療施設の入院診療を「包括払い制度（DPC）」にするのだ。

内科や外科の専門医になるためには一定期間、「救急医」として働くことを義務付ける。例えば初期臨床研修2年間が終了した後、3年間の「救急医」を義務付けるのだ。

医師は、その専門領域によりさまざまな診療科に分かれて働いている。内科、外科の他に脳神経外科、整形外科、皮膚科、泌尿器科、眼科、耳鼻科、放射線科、麻酔科、小児科、産婦人科などだ。そのなかでも内科、外科は、いわゆるメジャー診療科と呼ばれ全身を診ることのできる、いや、診るべき診療科として認識されている。その内科や外科の専門医になるために一定期間の救急診療を義務付けるのだ。そうすることで若いうちに全身を診る能力が身につき診療能力が向上する。その代価として将来、内科専門医、外科専門医の診療報酬は高く設定する。毎年、新卒医師は1万人近く誕生する。そのうち内科や外科に進むのは約半数の5千人程だ。卒後3年目、4年目、5年目の内科医、外科医が救急医療を担えば5千人×3学年＝1万5千人の救急医が誕生する。現在は全国でわずか3000人余りの救急専門医しかいないのだ。この1万5千人の救急医を全国の救急指定病院に配置すれば将来も救急医療を維持できるだろう。


医療提供体制の見直しで何が変わるのか。

医療提供体制の見直しで期待される効果を挙げる。

1つめ。一般医の外来診療を「定額払い制度」にすることにより一般医は無駄な過剰な検査を控えようとする。経費削減のために。そうすると専門病院、専門医院へ紹介するときに、また救急病院を受診するときに一般病院、一般医院との間で発生していた二重検査や二重投薬が減る。そしてこれが日本全体での医療費削減につながる。

2つめ。一般医の外来診療が「定額払い制度」となることにより、一般医にとっては多くの初診患者を獲得しようとする動機づけとなる。また平日の日中だけでは初診患者の獲得が不十分となれば診療時間についても変更するだろう。夜7時か8時頃まで診療する一般医や休日も診療する一般医が現れるだろう。患者にとっても一般医のほうが安い医療費となるため大病院での軽症患者の受診が減るだろう。大病院は専門的治療や重症患者の治療に専念できることになる。

3つめ。内科医、外科医の専門医修練過程における「救急医」従事の義務化により救急医の確保が容易になる。現在、日本全国でわずか3000人余りしかいない救急専門医。それが医療提供体制を変更することにより1万5千人の救急医を確保できるようになる。これにより救急医療崩壊を止めることができる。

医療提供体制の見直しはこれだけ有効なのだ。

医療の無駄、その本質

医療の無駄。その本質は何か。

それは患者自身が望んだ医療ではないということだ。

3つのエピソードに共通する本質。

自己決定能力のない高齢者に対する過剰な延命処置。

精神科医療における異常な長期入院。

休日、夜間に診療しない小規模医療機関の多さ。

これらはすべて患者自身が望んだ医療ではないのだ。制度や法律の不備によって生まれた無駄である。


医療費の無駄をなくす利点は何か。

医療の無駄をなくす利点は何か。

それはまさに医療費亡国論を現実化させないことにある。

ホメオスターシスの喪失と国家の破滅を防ぐことにある。

「医療費亡国論」が提唱された1970年代当時は医療費増大に伴う経済危機を想定したものであっただろう。しかし現代日本は少子化と人口減少、それに引き続く人口構造の急激な変化という未曽有の危機にも直面しているのである。

経済危機を回避し、さらに少子化対策を進める必要がある。

そのためには巨額の資金と明確な展望が必要だ。

社会保障制度改革国民会議はまさにその必要性を指摘したのである。

医療の無駄をなくす。

それにより10兆円の国費を節約できる。それはすべて日本の未来のために役立つ。

財政健全化、少子化対策、出産、子育て支援と教育支援、老人と精神疾患患者のケアのために使うのだ。

国家の繁栄に必要なもの。

国家自体の繁栄と国際社会での良好な共存関係。

国家自体の繁栄に必要なもの。それは持続可能な経済的、社会的、文化的な繁栄。

そのなかで最も分かりやすい経済について考える。

経済は収入と支出の問題である。

収入に最も影響があるのは人材だ。資源に乏しい日本では人材こそ最大の宝だ。

支出は最小限にしたい。

支出には限界がある。支出額には限度があるということだ。

だからどの分野にいくら使うか、優先順位を決めなければならない。

医療には一体、いくら使うべきなのか。

収入で述べたように日本では人材が最も重要な資源だ。

だから将来への投資のため、出産、子育て支援が最も優先されるべきである。

保育園の整備も必要だ。教育、研究も大切だ。

日本の繁栄のためには国家自体の繁栄が必要であり、収入は人材で得られるため、支出でも出産、子育て支援、教育、研究予算を優先すべきなのだ。

医療はそれを妨害するものであってはならない。

全世代型社会保障には財源が必要だ。

しかし増税では国民全員が犠牲になる。生活に困る国民もいるだろう。

全世代型社会保障の財源確保のためには不必要な社会保障費用をなくすのが合理的である。

不必要な社会保障、無駄な社会保障。それを探すのだ。

社会保障制度改革を行わず、現状に甘んじていては、われわれは後世に重大な禍根を残すことになるだろう。

今回、日本医療の3つの無駄を指摘した。

そして具体的な医療制度改革、社会保障制度改革を提案した。

これらに共通する特徴。それは国民の誰も犠牲にしない改革案であるということだ。

医療費の無駄は10兆円、その10兆円で新たにできること

医療には10兆円の無駄があることを示した。

10兆円の無駄をなくしてできること。節約した10兆円でできること。

それは国家のホメオスターシスを守ることだ。つまり財政健全化と少子化対策だ。

国家財政のなかで医療費、社会保障費は最大の支出だ。その医療費、社会保障費の無駄をなくし支出増大を止めれば

国家財政は安定する。経済的ホメオスターシスは保たれる。

現代日本。

出生率は1・42である（2018年、厚生労働省調査）。

年間出生数はついに90万人を割った。2019年のことである。

いよいよ本格的な少子化と人口減少社会の到来である。人口減少だけではない。人口構成の急激な変化が起こる。人口が減っても戦前や明治時代、江戸時代のようになるだけで問題はないと言う人もいるが大きな間違いである。少子高齢化という人口構成の急激な変化と人口減少という二重の環境変化が急速に進む。いまだかつて人類が経験したことのない環境変化が起こるのだ。急激な環境変化は日本社会のホメオスターシスを喪失させ国家を破壊する。医療費の無駄をなくし次にすべきこと。

それは少子化対策だ。

少子化対策は同時に人口減少への対策になる。そして人口構成の変化、少子高齢化を防ぐ対策にもなるのだ。

少子化対策はふたつに分けることができる。出産支援と子育て支援だ。

すべてのベビーに100万円

少子化対策ではまず何を行うべきか。

それは出産、つまり子供が生まれる世の中にする必要がある。

最も簡単な単純な政策は何か。

それは「出産祝い金制度」である。

「すべてのベビーに100万円」制度を提案する。

現代日本。

1年間の出生数は100万人前後。

すべてのベビーに出産祝い金として国が100万円を贈呈する。

100万人×100万円で1兆円だ。ベビーブームのように年間出生数が200万人まで増えても2兆円の予算で可能だ。

戦後の第一次ベビーブームでは270万人の出生数であった。第二次ベビーブームでは210万人が生まれた。しかしその後、徐々に出生数は低下した。平成28年には97万人あまりとなり明治以降、初めて出生数が100万人を下回った。そして令和元年には出生数は90万人を割っている。

出生率についても同様だ。

1975年に2・0を下回り以降、低下傾向が続いた。平成元年には1・57となり平成17年には過去最低の1・26まで落ち込んでいる。わが国は急速に少子化と人口減少社会へ向かっているのだ。

ここまで急速に進んだ少子化を止めるにはインパクトのある政策が必要だ。

インパクトつまり衝撃である。

それが「出産祝い金制度」である。

「すべてのベビーに100万円」

これほどインパクトのある政策があるだろうか。

出産を待つ若者にとっては大金であり感謝されるだろう。出産時、すべてのベビーに100万円を贈る。100万円あれば、親子、少なくとも母子は一年間暮らすことができる。

安心して出産できる環境を提供できる。これから子供を生み育てていく、その時に大きな勇気を与えられ、そして大きな経済的支援になるだろう。そして何よりも「日本は子供を大切にする国だ」という国民への強烈なメッセージになるだろう。


「出産祝い金制度」

「すべてのベビーに100万円」

これで出生数は増加する。なぜか。

理由はふたつ。

ひとつは、多くの若者にとって100万円は大金であるということ。つまり大きな経済的支援になるため出産、子育ての動機付けになるからだ。

もうひとつは。

「日本は子供を大切にする国だ」という国民への強烈なメッセージになるからだ。

夢と希望を与える政策だ。

将来の夢や希望があるときに人は行動する。

子育て支援でもうひとつ重要なもの。それは保育園無償化だ。義務教育化でもよい。

すべての子供が保育園に入ることができる社会にするのだ。そして教育費も無償化する。

それには2兆円は必要だろう。それも無駄な医療費を削減すれば実現できる。

保育士には配置基準が定められている。保育園での子供の数に対する保育士の必要数だ。

0歳児では子供3人に対して1人。1歳と2歳では6人に対して1人。3歳では20人に対して1人。4歳と5歳では

30人に対して1人だ。今後も毎年100万人のベビーが誕生したとする。0歳児の保育は出産祝い金100万円を活用し1年間、両親が保育することにする。つまり1歳児から5歳児までを保育園無償化とする。6歳児以降は教育費無償化で対応する。ここでは保育のみで計算してみる。保育士の給料を年間に250万円とする。

まず日本全国で必要な保育士の人数を計算してみる。

｛（1歳児＋2歳児）÷6｝＋｛3歳児÷20｝＋｛（4歳児＋5歳児）÷30｝＝200万人÷6＋100万人÷20＋200万人÷30＝33・3万人＋5万人＋6・7万人＝45万人となる。したがって必要な保育士の給料は45万人×250万円／年＝1兆1250億円／年となる。保育園の建設などの費用を考慮すればやはり年間に2兆円程度は必要であろう。

保育園の近隣に小児科クリニックを配置すれば、急な発熱などにもすぐに対応できるため、安心して保育に専念できるだろう。過疎地の廃校跡地に老人ケアハウスを建設する。それによって都市部や市街地の老人ホームは需要が減る。そこに保育園を建設するのだ。ドミノ式建築法である。出産・子育て支援とはすなわち、経済的支援、医療支援、保育支援、教育支援なのだ。子供を育てるのはこれだけ大変なのだ。複合的支援が必要だ。子供は国が育てる。安心して生み育てられる日本社会にするのだ。

これだけ出産・子育て支援に国費を使っても、残りの6兆円、7兆円の一部を老人と精神疾患患者のケアに使っても、まだおつりがある。

医療費の無駄をなくせばこれだけの未来があるのだ。

全世代型社会保障と医療大国・日本輝き続ける日本

誇りある国、日本。

母国、日本を想う心はあるだろうか。

あなたがいま存在するのは祖先と母国があったからだ。人は一人では存在しえない。

命は素晴らしいし、かけがえのないものだが、それはあまりにも短く儚い。

しかし母国とその歴史は永遠の存在なのだ。

私たちにはそれを守る義務がある。


医療の無駄をなくすことで見える未来。

医療はいま変わらなければならない。

医療が変わることで見える未来。

国家予算の中で最大の支出である医療費、介護福祉費などの社会保障費。

これを適正化させることによって財政再建は成功する。

医療費亡国論を現実化させないために。


医療費の無駄をなくすことでできること。

少子化対策。

少子化と人口減少、人口構成の急激な変化が原因となるホメオスターシスの喪失と国家破滅。これを防ぐために少子化対策は必須なのだ。

医療費の無駄をなくし巨額の資金を出産・子育て支援に活用する。

ホメオスタシスを守り日本国は守られる。


医療費の無駄をなくすことでできること。

それは人の尊厳ある最期を守ること。

自然な最期を守ること。

高齢者のケアを大切にすること。

精神疾患患者のケアを守り多くの医師のカウンセリングが受けられるようにすること。


医療費の無駄をなくすことでできること。

それは何よりも適正な医療制度を守ること。

医療費の無駄をなくすことで医療は変わることができる。

医療制度が改革される。

医師それぞれの役割が明確になり医師の偏在は解消され勤務医の過労死や救急医療崩壊も抑止される。医学研究により高度医療を開発。世界に先駆けて先進的な診断・治療法を開発。

高度な医療技術で先進的医療を実現。日本人医師の高度な技術による治療手技の確立。

国内に留まらず世界に先進医療を提供する。海外での医療提供、外国人患者への国内での医療提供。医療で世界に貢献できる医療大国・日本になる。


そして日本は輝き続ける。

【提案した医療制度改革・社会保障制度改革一覧】

慢性腎不全の治療に関する提案

人工透析治療の公費負担は治療開始後２年間までに制限する。２年間を超える場合は自己負担とする。

慢性腎不全の治療法の第一選択を腎臓移植とする。

全国民に腎臓移植のドナー登録を義務付ける。拒否権も認めるが、その場合、その者は公的医療による人工透析治療、腎臓移植を受ける権利を失う。

国民皆保険制度の二階建ての提案

少なくとも保険料を納め義務を果たした人と保険料を納めていない人の間に「差」がないといけない。「差」がないと保険料を納める意味がないからだ。具体的には現行の皆保険制度を基にして、公的医療を全額、税金で賄う「公的基礎医療」と保険料納付者に限定する「公的保険医療」の二階建てにすることも検討すべきだ。特に高度医療に伴う高額医療については「公的保険医療」に限定すべきであると考える。もちろん、まだ保険料を納める能力のない未成年はすべての公的医療が受けられる制度にすべきであろう。

予防医学が効果的な対象の提案

これからは高齢者の転倒が原因となる骨折を予防する方法が必要であろう。予防医学を推進するならば、まずこれらの外因性の病気、外傷に対する予防医学が効果的であり、まず取り組むべき予防医学であろう。

生活習慣病の再診の頻度に関する提案

生活習慣病はあまり病状に急な変動がないものが多い。毎月、病院を受診する必要はほとんどの場合ないだろう。現行の方法を変更して、公的保険では3か月に1回程度の受診のみ認めることにすれば無駄な医療費を削減できるだろう。

生活困窮者の窓口負担についての提案

現代はデジタルの時代である。100年分の記録も容易である。公的医療で窓口負担を払えない人は「公的医療負債」が記録されることにする。一生涯である。そしてそれらの人々が返済できるようになったときに利子を付けて払うようにすればよいのだ。回収は国税局の役目にする。

国民皆保険制度の二階建てと公的保険医療の適応基準についての提案

公的保険医療は高額な医療にのみ適用すればよい。例えば年間の治療費が300万円や400万円を超えるような、つまり国民の平均所得を超えるような治療に限定する。当然、公的医療保険に加入している国民にのみ適用させ窓口負担も納めさせる。そうすれば健康保険料未納者・滞納者と保険加入者の間の不公平は是正される。

医療制度改革の方法論に関する提案

すべての国民に平等に（平等）

実現可能であり（実現可能性）

すぐに実施できて（早期実現）

できるだけ医療の全域に関わる改革であり（医療全域）

大幅な医療費削減が可能な方法（抜本的改革）
である。
そして社会保障制度改革国民会議で示された理念に合うものである。
つまりキーワードは平等、実現可能性、早期実現、医療全域、抜本的改革、理念、である。

日本の医療への市場原理の導入に関する提案
自由席、予約席、グリーン車。

エコノミークラス、ビジネスクラス、ファーストクラス。

それぞれ考え、節約し、工夫し利用すればよい。

国民は平等でなければならないのに座席の区別があるのは憲法違反だ、などという人はいないだろう。同じ程度の差、区別を医療にも導入し市場原理が機能するようにすべきなのだ。

具体的な提案としては、窓口負担（国民側）と診療報酬（医療提供側）にそれぞれ段階的に小さな「差」を作ることだ。

これが医療に市場原理を導入することにつながる。

医療費適正化に必要なもの、その提案
医療費適正化に必要なもの。
それはコンセンサス、理念とルール、法律である。
医療費適正化のためには国民全体での議論が必要だ。
人はいつまで生きるべきか。

人は人生の最期をどのようにして迎えるのか。

人は医療に何を望むのか。

平等な医療とは何か。

本当に必要な医療、誰もが望む医療とは何か。

医療に市場原理は不向きなのか。

いま議論すべきである。

そしてもうひとつ必要なもの。

事例研究。

老衰の法的定義についての提案
「老衰」を法律で定義すべきである。

「老衰」の定義（案）としては、

【高齢】

【自己決定能力の喪失、意思表示不能な状態】

【上記の状態が1年以上継続】

以上3項目すべてを満たすものを「老衰」と定義する。

高齢で自己決定能力の喪失した状態は明らかに老衰だ。事例1．で示した通りだ。急性疾患や事故、外傷による一時的な意思表示困難な状況を除外するために一定期間以上の確認期間を設けた。今回は1年以上とした。

「老衰」が法律で定義された後に実行すること。

まず高齢者の健康保険証の更新を義務化する。

健康保険証の更新が必要な年齢を決める。例えば制度開始当初は１００歳くらいから始める。その後、90歳、80歳と徐々に年齢を下げればよい。

単独、自筆自署での健康保険証更新申請書の記入により自己決定能力を判断する。簡単なテストがあってもよい。署名困難な場合は単独でのパソコン操作能力の有無でもよい。

運転免許試験場に健康保険証更新業務施設を設置、併設する。

締め切り期限までに更新できない場合は健康保険、介護保険、年金を喪失し「老衰」と認定される。同時に、現物支給型の施設「老人ケアハウス」への入所権を獲得し手続き、入所する。

慢性特定精神疾患（仮称）の法的定義についての提案

「慢性特定精神疾患（仮称）」の定義である。

倫理的に判断しコンセンサスの得られる基準とする。

診断基準は以下の通りである。

【精神疾患である】

【入院治療を含む適切な診断、治療を受けても治癒に至らない】

【自傷他害の恐れがある】

【上記の状態が1年以上継続する状態】

以上の条件を満たすものを「慢性特定精神疾患（仮称）」と定義する。

次に法律を作る。

「慢性特定精神疾患（仮称）」と認定された場合、1か月以内に「特殊ケアハウス」へ入所させる。「特殊ケアハウス」には医師の常駐は不要とする。月に1回程度の医師の診察を義務付ければよい。看護師と警備員の知識、技能を併せ持った新たな専門職「精神厚生管理官（仮称）」を創設する。そして彼らにケアを任せるのだ。医師の常駐が不要のため大幅なコスト削減が可能であろう。

保険医の分類に関する提案

「保険医」を法律で明確に「一般医」「専門医」「救急医」に分類する制度を提案する。医療提供体制の不備。要するに、それは役割分担が不明瞭だということだ。

高度医療、専門的医療を担う医師（専門医）
幅広く診療しプライマリーケアを担う医師（一般医）（いわゆる「かかりつけ医」）
応急処置、救命救急処置を担う。24時間365日、対応する医師（救急医）
以上のように明確に分け、役割分担すべきだ。

医療提供体制改正の提案

新しい医療制度を提案する。
保険医、いわゆる普通の臨床医すべてを「一般医」「専門医」「救急医」の3つのカテゴリーのいずれかに分類する。
日本の公的保険診療上、保険医全員を3つのカテゴリーに分類するのだ。定義は次の通り。
一般医とは専門医、救急医以外の保険医。一般病院、一般医院に勤務する医師のこと。

専門医とは専門病院、専門医院に勤務する保険医のこと。

救急医とは救命救急センターや救急指定病院に勤務し休日や夜間の救急診療に従事する医師のこと。

すべての医療施設を以下の通りに分類する。

医院と病院の定義は医療法の定義と同じ。

専門病院、専門医院とは、休日、夜間にも診療可能な体制にあり、かつ、年間に100件以上の高度な治療を行っている施設のこと。高度な治療とは診療報酬が1万点以上の治療のこととする。それ以外の医療施設を一般病院、一般医院とする。

「一般医」を概念上の「かかりつけ医」とする。

一般医の外来診療を「定額払い制度」にする。初診料は500点、再診料は300点とする。慢性疾患については再診を3か月に1回とする。一般医は初期診療、プライマリーケアを担当する医師と定義する。

入院医療費の計算はすべてDPCとする。

診療報酬の計算方法は3種類あることを説明した。

「定額払い制度」「出来高払い制度」「包括払い制度（DPC等）」である。

適正な医療提供体制にするため、役割分担が分かりやすい体制にするため、診療報酬の算定方法を変えるのだ。すなわち一般病院、一般医院の外来診療は「定額払い制度」とする。専門病院、専門医院、救命救急センターの外来診療は「出来高払い制度」とする。そしてすべての医療施設の入院診療を「包括払い制度（DPC）」にするのだ。

内科や外科の専門医になるためには一定期間、「救急医」として働くことを義務付ける。例えば初期臨床研修2年間が終了した後、3年間の「救急医」を義務付けるのだ。

少子化対策としての出産祝い金制度の提案

「出産祝い金制度」である。

「すべてのベビーに100万円」制度を提案する。

保育園の無償化、公立化の提案

子育て支援でもうひとつ重要なもの。それは保育園無償化だ。義務教育化でもよい。

すべての子供が保育園に入ることができる社会にするのだ。そして教育費も無償化する。

1歳児から5歳児まですべての日本の幼児が公費で保育園に入ることができる社会にする。

おわりに

150年前の明治維新。

近代日本は、その後40年周期で危機と繁栄を繰り返し激動の時代を生き抜いた。

維新から40年。日本は欧米列強の侵略から逃れるため富国強兵を推し進め国際法を遵守し一等国としてようやく認められた。すべての不平等条約を改正できたのは1911年だ。しかし、その後40年で日本は破滅へと向かう。事実から目をそらし感情論で支配された世論によって誤った道を進み国際社会から孤立した。1945年。第二次世界大戦の敗戦によって日本は焼け野原となり多くの人命が失われた。だが、その40年後。戦後日本人の努力によって日本は復興し奇跡のような経済発展を遂げた。1980年代、バブル経済となり経済大国日本のピークを迎えた。しかしその40年後は。一体どうなるのか。2025年問題。

先の大戦で敗戦したように同じ過ちを繰り返し破滅へと向かうのだろうか。

今こそ学ばなければならない。国を正しい方向へ導くのは感情論ではなく事実に基づいた合理的な選択だと。

わたしは貧しい家庭に生まれ育った。公立学校で学び、大学に進学してからは奨学金に助けられた。もし日本に生まれていなかったら、わたしは貧しく教育も受けられない一生であったということは想像に難くない。

若者が夢を失い無気力になっている姿を見たくない。これからも子供の笑い声が絶えない毎日であってほしい。拙著はそんな願いを込めて記した。日本国に育てられ教育を受けさせてもらった恩返しであると思っている。

令和二年
加藤正則

▶著者プロフィール

加藤正則（かとう　まさのり）

臨床経験豊富な現役医師。

これまでに英文論文を含む多数の医学論文を執筆。

満を持して挑む医療経済。

医療 40 兆円の無駄

2020 年 9 月 28 日　第 1 刷発行

著　者　加藤 正則

発行者　日本橋出版

〒 103-0023　東京都中央区日本橋本町 2-3-15　共同ビル新本町 5 階

電話：03-6273-2638

URL：https://nihonbashi-pub.co.jp/

発売元　星雲社（共同出版社・流通責任出版社）

〒 102-0005　東京都文京区水道 1-3-30

電話：03-3868-3275

ISBN978-4-434-27671-2　C0047